세상에서 가장 알기 쉬운
근육연결도감

SEKAI ICHI WAKARIYASUI KINNIKU NO TSUNAGARI ZUKAN

© Ryo Kimata 2023
First published in Japan in 2023 by KADOKAWA CORPORATION, Tokyo.
Korean translation rights arranged with KADOKAWA CORPORATION, Tokyo
through Eric Yang Agency Inc, Seoul.

세상에서 가장 알기 쉬운
근육연결도감

키마타 료 지음
Kimata Ryo

중앙books

　사람들에게 운동하는 이유에 대해 물어보면 "살을 빼고 싶어서" "근육을 만들고 싶어서" "건강해지고 싶어서" 등 여러 가지 답을 듣습니다. 그런데 운동을 하는 수많은 이유 중 "내 몸을 이해하고 싶어서"라고 대답하는 사람은 찾기 어렵습니다. 스포츠를 하는 사람, 웨이트 트레이닝을 하는 사람, 아니면 운동을 전혀 하지 않는 사람이더라도 나의 몸이 어떻게 움직이는지를 이해하는 게 가장 중요한데 말이지요.

　우리의 몸은 가만히 서 있기만 하더라도 전신을 지탱하기 위해 수많은 근육들이 활성화됩니다. 몸이 틀어져 있다면 서 있기만 해도 틀어진 부분에 피로가 쌓이고, 이는 결국 통증으로 연결됩니다. 만약 틀어진 상태로 고강도의 운동을 한다면 큰 부상을 입을 수도 있습니다.

　《세상에서 가장 알기 쉬운 근육연결도감》은 인체가 움직일 수 있도록 도와주는 '움직임 근육'들을 일러스트로 쉽게 알려주는 책입니다. 해부학 전공 서적처럼 근육의 결을 나눠 보여주는 게 아닌, 누가 봐도 이해할 수 있는 직관적인 일러스트와 설명이 이 책의 강점입니다.

　인체 움직임에는 크게 근육을 늘리는 움직임과 모으는 움직임이 있는데, 단일로 움직이는 게 아니라 함께 작동하며 움직임을 만듭니다. 이런 일련의 과정을 이해해야 스포츠와 근육 운동을 효과적으로 할 수 있습니다. 《세상에서 가장 알기 쉬운 근육연결도감》의 가장 큰 장점은 동작을 할 때의 움직임을 '수축하는 움직임'과 '늘어나는 움직임'으로 함께 표현한다는 점입니다. 이 책을 통해 두 가지의 개념만 파악해도 몸이 움직이는 원리에 대해 높은 이해도를 습득할 수 있을 겁니다.

여러 책의 추천사를 제안받았지만 이처럼 일러스트를 활용해 직관적으로, 쉽게 동작의 해설을 풀어 쓴 책은 없었기에 여러분들께 추천드리고 싶어서 추천사를 작성했습니다.

이 책을 읽는 많은 분들이 자신의 몸에 대해, 근육의 연결과 움직임에 대해 이해를 얻어, 앞으로 하시는 운동과 일상생활에 도움을 받으면 좋겠습니다. 감사합니다.

140만 운동 유튜버
핏블리 FITVELY 드림

전신의 균형을 종합적으로 봐야 한다

내가 스트레칭 트레이너로 일하기 시작했을 무렵, 운동을 해도 몸에 아무런 변화가 나타나지 않는 고객이 상당수 있었다.

스트레칭 부위를 바꿔보기도 하고 관절 쪽으로도 접근하며 이런저런 시도를 해보았지만, 솔직히 속수무책이었다. 그래서 이러한 고민을 해결하고자 열심히 공부했고, 마침내 '전신의 균형을 종합적으로 봐야 한다'라는 결론에 다다랐다.

하지만 당시의 나로서는 '전신의 균형을 종합적으로 봐야 한다'라는 말이 선뜻 와닿지 않았다.

그러다 《아나토미 트레인(Anatomy Trains)》이라는 책을 접하게 되면서 '근막'이 중요하다는 사실을 깨달았다. 간략히 설명하자면, 근막이란 몸 안에 퍼져 있는 거미줄 같은 조직으로 근육들을 연결하여 전신을 지탱하는 역할을 한다. 즉 이 책의 제목이기도 한 '근육의 연결'은 곧 근막으로 이루어져 있다. 근막을 통해 신체를 바라보니 그제야 '전신의 균형을 종합적으로 봐야 한다'라는 말이 이해되었다.

나는 근막을 좀 더 배우고 싶은 마음에 근막 연구로 유명한 미국의 학교에서 유학 생활까지 했다. 그곳에서 신체를 원래 위치로 되돌리는 근막에 대한 접근법과 신체의 효율적인 움직임을 위한 동작을 심도 있게 배웠다.

이 책에는 내가 지금껏 공부해 온 신체를 종합적으로 보는 방법이 담겨 있다.

0장에서는 근육의 연결이란 무엇인지, 그것이 어떤 역할을 하는지 소개한다.

1장에서 6장까지는 전체적인 근육의 연결과 각 부위를 설명한다.

7장부터 13장에는 부위별 기본적인 해부학과 함께 연결에 대한 구체적인 정보가

들어 있다.

14장에서는 연결이 신체에 미치는 영향과 개선 사례를 정리했다.

최대한 일반인도 이해하기 쉽게 썼다. 또한 직접 그린 그림을 큼직하게 넣어 가독성을 높이려고 노력했다.

이 책을 읽은 후 치료사는 치료 계획을 세우기가 수월해질 것이고, 트레이너는 운동 지도 능력이 향상될 것이다. 물론 일반인도 이 책을 통해 근육의 연결을 이해하면 스트레칭이나 근육 트레이닝의 효과를 높일 수 있다. 그림과 문장을 함께 보면 한결 이해하기 쉬울 것이다.

부디 즐겁게 읽어주길 바란다.

키마타 료

| 차 례 |

제 (0) 장

연결이란

근육의 연결이란 무엇일까 ?

　이 책은 몸 안에서 근막이 어떻게 전신을 둘러싸고 있고, 근육들이 서로 어떤 식으로 연결되어 있는지 그림을 통해 알기 쉽게 설명한다.

　근막이란 근육을 감싸고 있는 막이라는 이미지가 강한데, 엄밀히 말하면 근육뿐만 아니라 뼈, 힘줄, 인대, 내장, 신경, 혈관 등 신체를 지지하는 여러 가지 결합 조직을 아울러 가리킨다. 영어로는 파시아(fascia)라고도 하며, 원어인 라틴어는 '감싸는 것' 또는 '붕대'라는 뜻을 가진다.

　근막은 매우 복잡한 네트워크를 형성한다. 오른쪽 페이지의 그림은 이러한 근막을 가시화한 예다. 실제로 근막은 몸속에 있는 3차원적인 조직이다.

　예를 들어 오렌지의 단면을 떠올려 보자. 하얀 실 같은 얇은 속껍질이 과육을 감싸고, 과육 하나하나를 나누고 있다. 근막은 이런 오렌지의 하얀 속껍질처럼 전신을 둘러싸고 근육을 연결한다.

　근막에 관한 연구는 예전보다 활발히 진행되고 있으며 정보도 구하기 쉬워졌으나 아직도 모르는 부분이 많은 미지의 영역이다. 앞으로 연구를 통해 새로운 사실이 발견될지도 모르지만, 기존의 해부학과 잘 연결하여 이 책을 읽어주었으면 한다.

신체를 지탱하는 연결

근막은 오렌지의 하얀 속껍질처럼 근육을 감싸고 있다

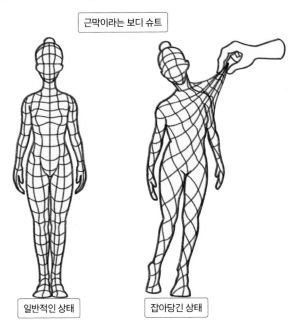

근막이라는 보디 슈트

일반적인 상태　　　　잡아당긴 상태

해 설

근막은 몸속에서 전신을 지탱한다. 그래서 '제2의 골격'이라고도 부른다. 그런데 어떤 이유로 근막 일부가 딱딱해지면, 신체의 균형이 무너져 언뜻 관계가 없어 보이는 부위에서도 가동성 제한이나 통증이 나타난다.

자세를 위한 연결

연결은 자세를 안정시킨다

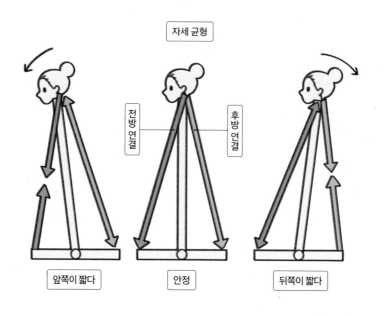

자세 균형

전방 연결　후방 연결

앞쪽이 짧다　안정　뒤쪽이 짧다

해 설

신체의 각 면을 잇는 연결은 자세를 지지한다. 후방 연결은 신체가 앞으로 넘어지지 않도록 작용하고, 전방 연결은 신체가 뒤로 넘어지지 않도록 작용한다. 이처럼 전신의 각 면에 존재하는 몇 가지 연결들은 다양한 자세 변화에 대응한다. 각 연결의 길이가 전체적으로 균형을 이룬 상태여야 신체의 부담을 덜 수 있다.

동작을 위한 연결

전신을 연동시키는 역할을 한다

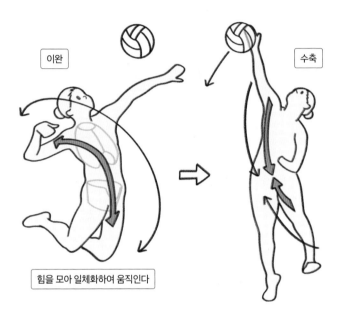

이완

수축

힘을 모아 일체화하여 움직인다

해 설

연결은 운동할 때도 작용한다. 몸을 움직일 때, 연결을 통해 신체를 전체적으로 잡아당기면 장력이 발생한다. 이때 발생한 장력은 근육을 일하기 쉽게 한다. 팔을 움직일 때는 연결을 통해 팔과 체간이 일체화된다. 그러면 팔꿈치와 어깨관절 등이 보호되는 동시에 힘찬 동작이 가능해진다. 또한, 연결은 신체가 과도하게 움직이지 않도록 제어하는 역할도 한다. 러닝처럼 신체의 탄력을 이용하는 경기는 이러한 장력을 사용해 달리는 것이 중요하다.

센서 역할

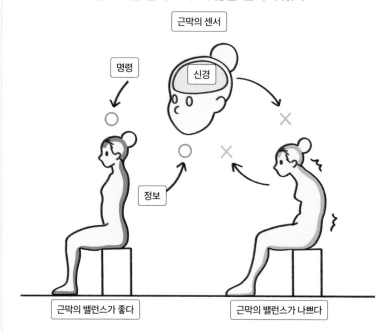

근막에는 근육보다 더 많은 센서가 있다

근막의 센서

명령

신경

정보

근막의 밸런스가 좋다

근막의 밸런스가 나쁘다

근막 속에는 많은 센서가 있다. 이 센서들은 신체에 대한 압력, 근육의 이완 및 수축에 대한 감각, 그리고 신체가 어느 위치에 있는지와 같은 정보를 뇌에 전달한다. 어떤 이유에서 근막이 스트레스를 받아 딱딱해지면 이러한 센서의 기능이 약해진다. 센서가 정상적으로 작동하지 않으면 일상 동작이나 스포츠 활동을 할 때 신체를 자유자재로 조절하기 어렵다.

연결을 자극하자

압력의 세기보다 자극의 질이 중요하다

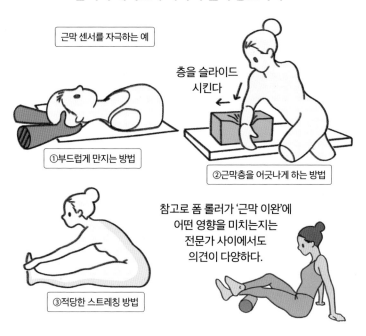

근막 센서를 자극하는 예

층을 슬라이드
시킨다

①부드럽게 만지는 방법

②근막층을 어긋나게 하는 방법

참고로 폼 롤러가 '근막 이완'에
어떤 영향을 미치는지는
전문가 사이에서도
의견이 다양하다.

③적당한 스트레칭 방법

해 설

근막 속에 있는 다수의 센서는 각기 다른 자극에 반응한다. 그중에서도
근막층을 서로 어긋나게 하는 압력에 반응하는 센서나 살살 만지는 것
과 같은 부드러운 자극에 반응하는 센서는 자율신경의 기능을 변화시켜
결과적으로 신체의 긴장도를 낮춘다. 근막 관리에서는 이러한 센서를 매
개로 신경계를 자극하는 것이 중요하다. 너무 강한 스트레칭이나 과도한
압력은 역효과를 불러올 수 있다.

보 충   위에서 다룬 근막 접근법은 여러 가지 방법 중 일부다

1

그림의 움직임이나 자세는 근육의 연결을 알기 쉽게 표현한 것
이다. 모든 동작은 '신체가 균형 있게 움직이는 것'이 중요하다.

2

온몸이 연결되어 있다고 해서 트레이닝이나 스트레칭으로 한
번에 연결을 단련시키는 것은 이 책에서 의도하는 바가 아니다.
기존의 해부학을 토대로 목적에 따라 연결을 유용하게 적용하
길 바란다.

3

근막은 전문가마다 의견이 갈리는 복잡한 조직이다. 필자가 현
시점에서 중요하다고 판단한 내용을 서술했다.

제 ① 장

_____

전방
연결

_____

전방 연결

후방 연결과 균형을 이룬다

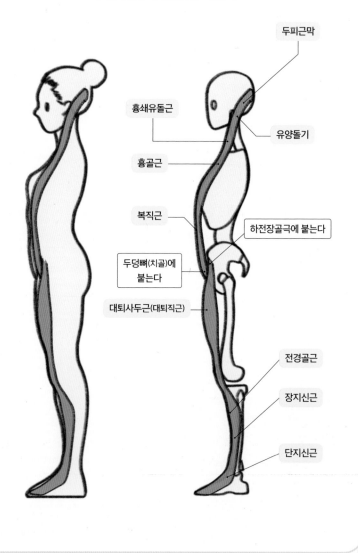

두피근막

흉쇄유돌근

유양돌기

흉골근

복직근

하전장골극에 붙는다

두덩뼈(치골)에 붙는다

대퇴사두근(대퇴직근)

전경골근

장지신근

단지신근

해 설

'전방 연결'은 상반신과 하반신에서 두 개로 나뉜다. 상반신에서는 귀 뒤에서 시작해 가슴과 배 앞을 넥타이처럼 뻗어 두덩뼈에서 정지한다. 하반신에서는 골반의 일부에서 시작해 무릎뼈, 정강이, 발등까지 뻗는다. '전방 연결'은 '후방 연결'과 협력하여 몸 앞쪽의 균형을 유지하는 역할을 한다.

일 상 속 힌 트

구부정하게 앉은 자세에서는 상반신의 라인이 짧아지기 쉽다. 상반신 라인이 짧아지면 정좌 등의 자세를 취하기 어려워진다. 스트레칭을 할 때는 갑자기 전신을 뒤로 젖혀 늘이지 말고 각 부위를 나누어 늘여주는 것이 좋다.

좀 더 자 세 히

'전방 연결'의 각 부위와 그 반대편에 있는 '후방 연결'을 종합적으로 보며 어느 쪽이 짧아졌고 늘어났는지를 판단하면 적절한 스트레칭과 운동을 알게 된다(경험이 없으면 신체를 종합적으로 보기 어려우므로 이 부분은 전문가의 의견을 듣는 편이 좋다).

상반신

이 라인은 머리 뒤쪽을 고리처럼 연결한다

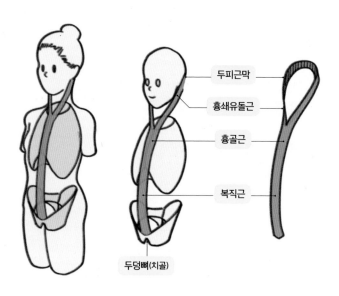

두피근막

흉쇄유돌근

흉골근

복직근

두덩뼈(치골)

해 설

상반신의 '전방 연결'은 이어폰 줄이 귀 뒤에서 가슴의 정중앙을 향해 두덩뼈 쪽으로 뻗어 있는 모습을 이미지화하면 이해하기 쉬울 것이다. 평소 운동을 하지 않던 사람이 윗몸일으키기를 했을 때 목이 당기는 이유는 복직근을 비롯한 다른 복근이 작용하지 않아 전방 연결의 상부에 있는 흉쇄유돌근 등에 부하가 걸리기 때문이다.

상반신이 수축하는 움직임

전방 연결이 짧아지면 턱이 들리고 목이 앞으로 당겨진다

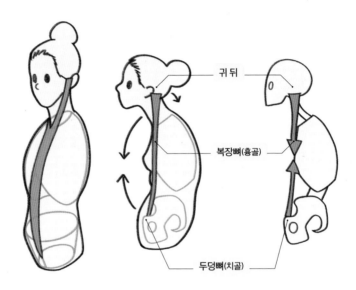

귀 뒤

복장뼈(흉골)

두덩뼈(치골)

해 설

상반신의 '전방 연결'이 모두 짧아지면 귀 뒤쪽이 두덩뼈 쪽으로 당겨진다. 그러면 머리가 앞으로 나오면서 턱이 들리고, 등이 둥글게 말리면서 체간이 휘어진다. 그림과 같이 구부정한 자세는 갈비뼈와 골반 사이의 공간인 배를 압박하여 내장 기능이 저하되는 원인이 될 수 있으니 주의해야 한다.

하반신

대퇴사두근 중 대퇴직근은 앞쪽 라인에 포함된다

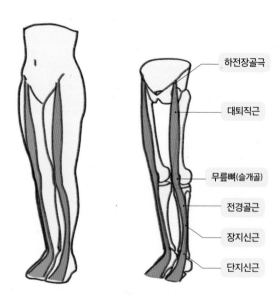

- 하전장골극
- 대퇴직근
- 무릎뼈(슬개골)
- 전경골근
- 장지신근
- 단지신근

해 설

하반신의 '전방 연결'은 골반에서 허벅지 앞쪽을 지나 발등 쪽 발가락까지 뻗어 있다. 대퇴직근은 고관절이나 무릎의 움직임에 영향을 미치고, 무릎에서 아래쪽 근육은 발목의 움직임에 영향을 미친다. 허벅지 앞쪽을 스트레칭할 때 허리를 젖히면 골반이 앞으로 기울기 때문에 스트레칭 효과가 반감된다. 허리가 젖혀지지 않도록(골반이 앞으로 기울지 않도록) 주의하며 늘여야 한다.

보 충   대퇴직근의 일부는 고관절 주머니에 붙는다

하반신이 수축하는 움직임

몸통이나 고관절의 심층 부분이 작용하지 않으면
표층은 움직이기 어렵다

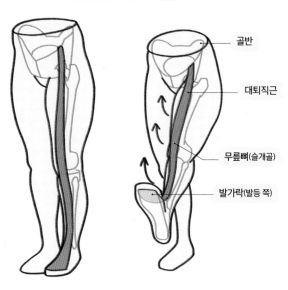

골반

대퇴직근

무릎뼈(슬개골)

발가락(발등 쪽)

해 설

그림과 같은 움직임은 고관절이나 몸통의 심층 부분이 작용하지 않으면 '전방 연결'이 혹사당해 허벅지 앞쪽이 피로해지기 쉽다. 사타구니 부위나 고관절 부위의 통증은 이 연결의 일부인 대퇴직근이나 주변의 영향을 받는 경우가 있다. 체간 부위를 의식하며 심층 부위를 사용하는 습관을 들이면 좀 더 쉽게 다리를 올릴 수 있다.

보 충 대퇴직근은 고관절을 10~30도 사이에서 구부릴 때 작용한다

전체가 수축하는 움직임

전신을 앞쪽으로 구부릴 때 사용된다

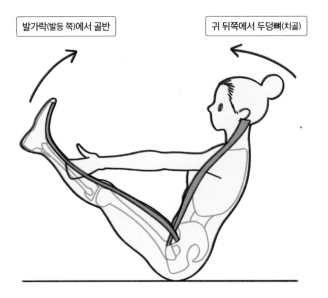

발가락(발등 쪽)에서 골반

귀 뒤쪽에서 두덩뼈(치골)

해 설

몸통을 앞으로 구부리는 동작의 경우, '전방 연결'이 전체적으로 사용된다. '전방 연결'은 대부분 신속한 움직임이 필요할 때 사용되기 때문에 그림과 같은 자세를 유지하려면 심층 근육이 작용해야 한다. 특히 고관절을 구부리는 장요근과 장요근을 작용시키는 복부의 안정성 등이 중요하다.

보 충 고관절의 각도가 높으면 대퇴직근보다 장요근의 작용이 커진다

전체가 늘어나는 움직임

신체를 젖히는 동작을 할 때 작용한다

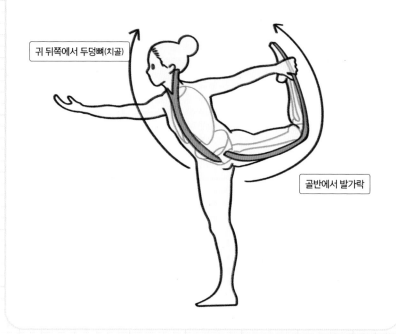

귀 뒤쪽에서 두덩뼈(치골)

골반에서 발가락

해 설

위아래 두 종류의 연결은 전신을 젖힐 때 하나의 라인으로 작용한다. 이 연결은 몸이 필요 이상으로 젖혀지지 않도록 제어하는 역할을 한다. 특히 서 있는 상태에서 허리를 뒤로 젖히는 움직임은 이 라인에 어느 정도 힘이 있어야 가능하다. 허리나 목의 통증 없이 몸을 뒤로 젖힐 수 있는 것은 '전방 연결'의 수축 작용 덕분이다.

전방 연결과 심리 상태

전방 연결에는 순발력 있는 동작을 수행하는 근육이 많다

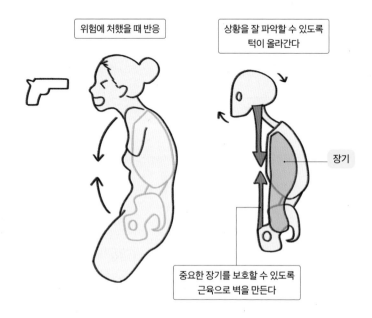

위험에 처했을 때 반응

상황을 잘 파악할 수 있도록
턱이 올라간다

장기

중요한 장기를 보호할 수 있도록
근육으로 벽을 만든다

'전방 연결'은 몸의 중요한 기관인 장기를 보호하는 기능을 한다. 이른바 방어벽을 만드는 것이다. 전방 연결이 수축해 있는 사람은 어쩌면 심리적으로 불안정한 상태일지도 모른다. 몸을 웅크리고 있다면 그런 심리 상태가 반영되었을 가능성이 있다.

제 **2** 장

후방
연결

후방 연결

신체가 앞으로 넘어지지 않도록 뒤에서 지탱한다

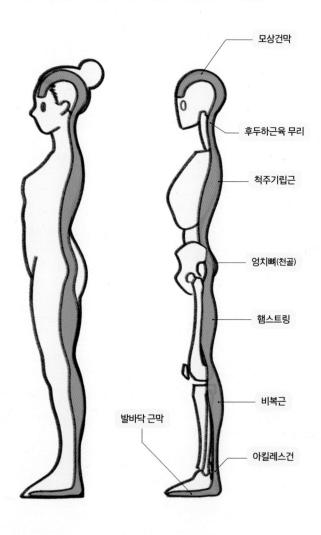

- 모상건막
- 후두하근육 무리
- 척주기립근
- 엉치뼈(천골)
- 햄스트링
- 비복근
- 아킬레스건
- 발바닥 근막

해 설

'후방 연결'은 신체의 뒷면에 있다. 이 연결은 이마에서 시작해 뒤통수 쪽으로 돌아서 등뼈를 따라 아래로 향한다. 척추 맨 아래에 있는 엉치뼈부터는 좌우로 나뉘어 양다리의 뒷면을 지나 발바닥까지 뻗는다. '후방 연결'의 주요 역할은 신체를 바로 세워 자세를 유지하고, '전방 연결'과 함께 앞뒤의 균형을 맞추는 것이다.

일 상 속 힌 트

'후방 연결'은 주로 신체가 구부정해지지 않도록 작용한다. 새우등인 사람은 등 근육을 세우는 근육인 척주기립근이 원활하게 수축하지 않는 경향이 있다. 몸을 앞으로 잘 숙이지 못하는 사람은 척주기립근이 짧아져 있을 가능성이 크다.

좀 더 자 세 히

'후방 연결'의 상부에 있는 목의 관절과 엉치뼈의 긴장이 풀리면 몸이 편안해진다. 신체를 이완시키는 신경인 부교감신경도 후방 연결 부위에 존재한다.

상반신

궁둥뼈결절에서 햄스트링으로 이어진다

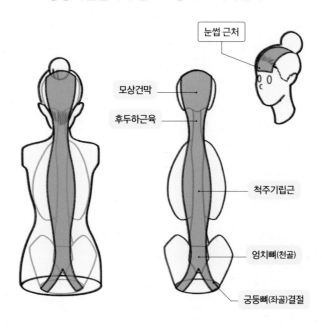

눈썹 근처

모상건막

후두하근육

척주기립근

엉치뼈(천골)

궁둥뼈(좌골)결절

해 설

상반신의 '후방 연결'은 눈썹 위에서부터 시작해 머리와 등을 지나 엉치
뼈까지 뻗어 있다. 목의 관절 부위에는 후두하근육이라는 미세한 근육이
있는데 이 근육은 목과 연동하여 척주기립근의 균형을 조절한다. 그리고
후두하근육의 일부와 엉치뼈는 중추신경을 덮는 경막과 관련이 있어 이
완시키면 편안해지는 효과가 있다.

보 충 소후두직근(후두하근육)의 일부는 경막에 붙는다

상반신이 수축하는 움직임

상반신을 젖힐 때는 후방 연결이 수축해야 한다

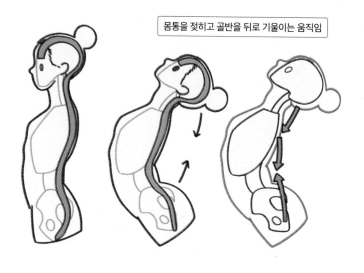

몸통을 젖히고 골반을 뒤로 기울이는 움직임

해 설

'후방 연결'이 수축하면 상반신은 뒤로 젖혀진다. 반대로 구부정한 상태 (특히 책상에 앉아 있을 때 머리가 앞으로 나오고 등이 구부정한 자세)에서는 '후방 연결'에 신장 스트레스가 가해지기 때문에 목, 등, 허리에 뻐근함을 느끼기 쉽다. 책상에 오래 앉아 있는 사람은 틈틈이 등을 뒤로 젖히는 스트레칭을 해주자.

하반신

엉치뼈의 인대는 척주기립근으로 이어진다

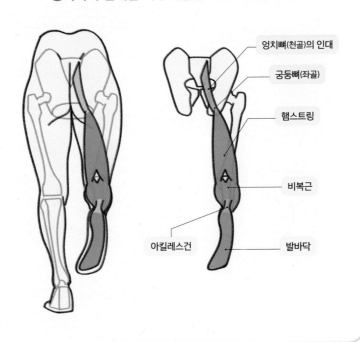

- 엉치뼈(천골)의 인대
- 궁둥뼈(좌골)
- 햄스트링
- 비복근
- 발바닥
- 아킬레스건

해설

하반신에는 엉치뼈부터 궁둥뼈에 걸쳐 '후방 연결'의 일부인 인대가 있다. 이 연결은 궁둥뼈에서 햄스트링, 허벅지 뒤쪽과 장딴지를 지나 발바닥으로 향한다. 몸을 앞으로 숙이는 스트레칭을 할 때 골반을 앞쪽으로 기울이면(전방 경사) 햄스트링이 골고루 늘어나게 된다.

보충   햄스트링(반막상근)은 무릎의 반월판에 일부 부착한다

후 방 연 결 - 0 5

하반신이 수축하는 움직임

서 있는 자세에서는 무릎이 살짝 구부러져 있어야 이상적이다

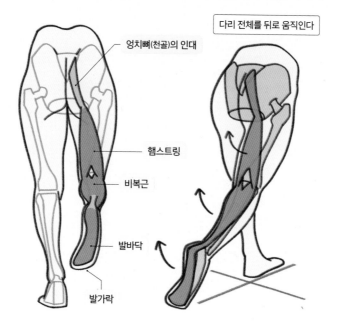

엉치뼈(천골)의 인대

다리 전체를 뒤로 움직인다

햄스트링

비복근

발바닥

발가락

해 설

하반신에서는 이 연결이 수축하면 다리가 뒤로 움직인다. 이때 무릎은 구부러지고 발목과 발가락이 발바닥 방향으로 구부러진다. 그림과 같은 동작에서 엉덩이 근육이 일하지 않으면 햄스트링에 부하가 걸려 허벅지 뒤쪽에 경련이 발생하기 쉬우므로 주의해야 한다.

전체가 수축하는 움직임

몸을 젖히는 동작에서는 엉덩이 근육이 매우 중요하다

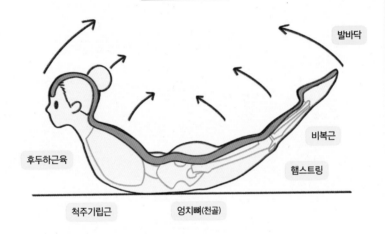

전신을 젖히는 움직임

발바닥

비복근

햄스트링

후두하근육

척주기립근

엉치뼈(천골)

해 설

전신을 젖히는 동작에서는 '후방 연결'이 전체적으로 수축한다. 전신을 뒤로 젖힐 때 등과 허벅지가 굳어 잘 움직이지 않으면 허리만 과도하게 젖혀지기 때문에 요통이 발생하기 쉽다. 전신을 젖히는 동작은 허리뿐만 아니라 등뼈나 고관절의 가동성도 중요하다. 특히 등뼈는 뼈의 구조상 젖히는 동작에 취약하므로 천천히 이 동작에 익숙해지도록 하자.

보 충

뒤로 젖히는 동작에서는 '전방 연결'을 이완시키는 것도 중요하다

전체가 늘어나는 움직임

이 라인에 있는 근육이 굳으면 몸통을 앞으로 구부리기 어렵다

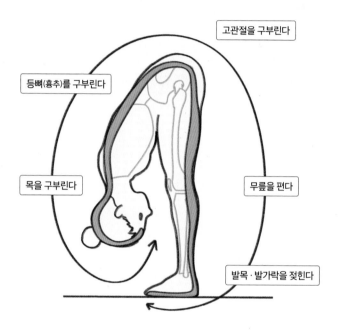

고관절을 구부린다

등뼈(흉추)를 구부린다

목을 구부린다

무릎을 편다

발목·발가락을 젖힌다

해 설

몸통을 앞으로 구부릴 때 '후방 연결'은 전체적으로 늘어난다. 몸을 앞으로 잘 숙이지 못한다면, 허벅지 뒤쪽이나 무릎을 집중적으로 스트레칭하는 것도 중요하지만 등뼈의 근육이나 발바닥을 이완시키는 것도 효과적이다. 몸을 앞으로 구부리는 동작은 다음 장에 나오는 '외측 연결'과도 깊은 관련이 있으므로 함께 살펴보도록 하자.

후방 연결과 발 부위

체중을 뒤꿈치에 싣지 않으면 발 앞쪽에 체중이 실리게 된다

후방 연결이 단축되면 뒤꿈치를 앞으로 밀어낸다

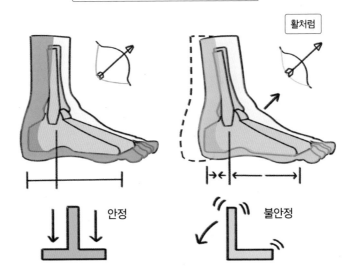

활처럼

안정

불안정

아킬레스건에서 뒤꿈치를 지나 발바닥으로 향하는 연결이 짧아지면 뒤꿈치를 앞으로 밀어내는 경향이 있다. 왼쪽의 그림처럼 외측 복사뼈 아래에서 새끼발가락 두덩까지의 길이와 뒤꿈치까지의 길이는 3:1 또는 4:1이 이상적이다. 뒤꿈치가 짧아지면 발 앞쪽에 체중이 실리기 쉬워 균형을 잡기 위해 골반이나 무릎을 전방으로 이동시키게 된다.

제 **3** 장

외측
연결

외측 연결

몸통을 옆으로 구부리거나 고관절을 벌릴 때 매우 중요한 연결이다

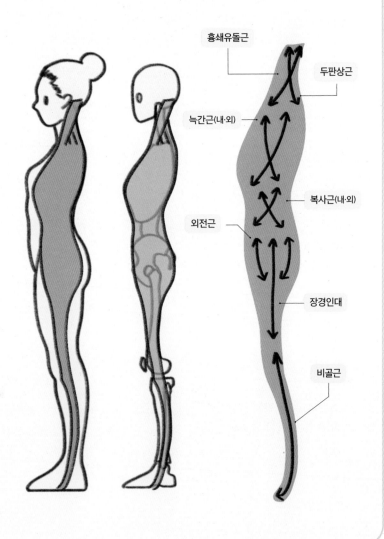

- 흉쇄유돌근
- 두판상근
- 늑간근(내·외)
- 복사근(내·외)
- 외전근
- 장경인대
- 비골근

해 설

'외측 연결'은 귀 뒤와 뒤통수에서 시작해 신체의 앞면을 덮듯이 발의 외측 아치까지 뻗어 있다. 상반신에서는 근육의 방향이 교차되어 신체의 미세한 움직임을 조절한다. 하반신에서는 골반에서 대전자(고관절 바깥에 툭 튀어나온 뼈)를 감싸면서 내려간다. '외측 연결'은 좌우의 균형을 안정시키는 역할을 하며 앞뒤의 미세한 균형도 조절한다.

일 상 속 힌 트

턱걸이 바에 매달려 보면 '외측 연결'의 좌우 차이를 쉽게 확인할 수 있다. 연결이 짧아져 있는 쪽으로 당기는 느낌이 강하게 들 것이다. 양손을 들고 상체를 옆으로 기울여 보는 것도 방법이다.

좀 더 자 세 히

'외측 연결'은 근육과 골반을 측면에서 덮듯이 뻗어 있으므로 호흡 시 늑골의 움직임, 늑골과 골반의 위치 관계, 골반의 전후 경사에 영향을 미치기 쉽다.

상반신

각 부위의 근육이 교차되어 미세한 움직임을 조절한다

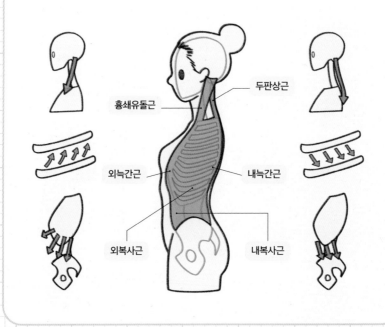

두판상근

흉쇄유돌근

외늑간근

내늑간근

외복사근

내복사근

해 설

상반신에서의 '외측 연결'은 귀 뒤 부근에서 시작해 하나는 가슴 쪽으로
향하고 다른 하나는 등 쪽으로 향한다. 갈비뼈에서는 각 갈비뼈 사이에
있는 늑간근이라는 근육을 지나고, 갈비뼈와 골반 사이에서는 복사근을
지나 골반에서 정지한다. 각 부위의 근육이 교차하면서 서로 이완과 수
축을 조절하는 특징이 있다.

상반신이 수축하는 움직임

갈비뼈의 외측에서 머리와 골반이 가까워진다

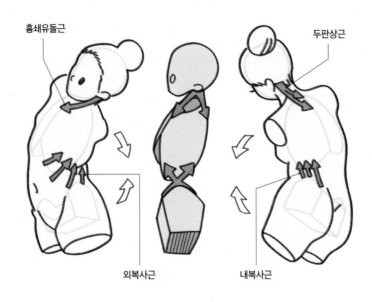

흉쇄유돌근

두판상근

외복사근

내복사근

해설

몸을 옆으로 굽힐 때는 '외측 연결'이 사용된다. 각 근육은 몸을 옆으로 구부릴 뿐만 아니라 비트는 작용도 한다. 신체의 앞면에서 보이는 근육은 반대쪽으로 비틀고 뒷면에서 보이는 근육은 같은 쪽으로 비튼다. 예를 들어 왼쪽 흉쇄유돌근은 머리를 오른쪽으로 비튼다. 이와 반대로 왼쪽 두판상근은 머리를 왼쪽으로 비튼다. 그리고 두 근육이 동시에 작용하면 목을 옆으로 구부린다.

하반신

대전자를 감싸면서 아래로 향한다

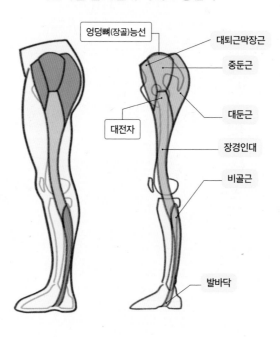

엉덩뼈(장골)능선
대퇴근막장근
중둔근
대둔근
대전자
장경인대
비골근
발바닥

해 설

하반신의 '외측 연결'은 골반에서 3종류의 근육이 대전자를 감싸듯이 내려와 장경인대라는 두꺼운 막에서 합류하여 무릎 쪽으로 향한다. 무릎 아래에서는 비골근을 지나 발의 외측 아치까지 뻗는다. 장경인대 일부는 허벅지의 앞면과 뒷면을 나누는 칸막이 역할을 하므로 과긴장되면 고관절의 움직임에 영향을 미친다.

보 충   무릎이 바깥쪽으로 벗어나지 않도록 안정시키는 역할을 한다

하반신이 수축하는 움직임

사이드 플랭크 자세 등을 취할 때도 사용되는 연결이다

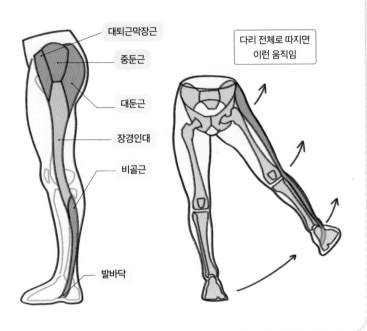

대퇴근막장근

중둔근

대둔근

장경인대

비골근

발바닥

다리 전체로 따지면 이런 움직임

해 설

'외측 연결'은 다리 전체를 옆으로 똑바로 들어 올릴 때 사용한다. 3종류의 근육이 고관절을 바깥쪽으로 움직이게 만들고, 무릎 아래에서는 비골근이 작용해 발목을 외측으로 젖힌다. 참고로 다리를 옆으로 똑바로 들어 올릴 때 고관절의 일반적인 가동성은 45도 정도다. 따라서 45도 이상 다리를 옆으로 들어 올릴 때는 고관절의 외회전(바깥으로 돌리는 동작)과 다른 연결의 작용이 관여한다.

보 충 한쪽 다리로 서 있을 때 골반을 수평으로 유지하는 역할도 한다

전체가 수축하는 움직임

체간이 안정적이면 팔다리를 움직이기 쉽다

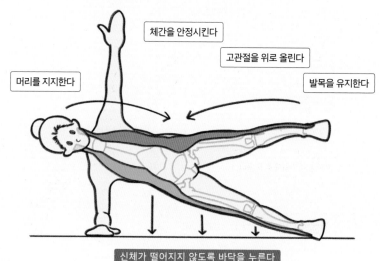

체간을 안정시킨다

고관절을 위로 올린다

머리를 지지한다

발목을 유지한다

신체가 떨어지지 않도록 바닥을 누른다

해설

'외측 연결'은 사이드 플랭크나 몸을 옆으로 구부릴 때 전체적으로 수축한다. 하늘색 라인은 엉덩이가 떨어지지 않도록 아래에서 지탱하고, 분홍색 라인은 위에서 머리·체간·다리를 들어 올린다. 앞뒤의 균형 조절에도 관여하므로 그림과 같은 자세를 취했을 때 몸이 흔들리는 사람은 '외측 연결'이 제대로 작용하지 않을 가능성이 있다.

보충 사이드 플랭크는 어깨관절에 큰 부담을 주므로 천천히 무리가 가지 않게 하자

전체가 늘어나는 움직임

스트레칭은 부위별로 나눠서 하는 편이 좋다

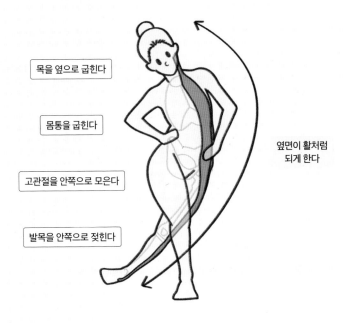

목을 옆으로 굽힌다

몸통을 굽힌다

고관절을 안쪽으로 모은다

발목을 안쪽으로 젖힌다

옆면이 활처럼
되게 한다

해 설

신체의 옆면이 활처럼 되게 하면 외측 연결이 늘어난다. 이 동작을 부드
럽게 하려면 갈비뼈가 벌어져야 하고, 갈비뼈와 골반 사이가 넓어져야
하며, 고관절의 옆면이 늘어나야 한다. 스트레칭을 할 때는 그림을 똑같
이 따라 하기보다는 부위별로 접근하는 편이 안전하다. 목과 발목은 통
증이 발생하기 쉬우므로 주의하자.

허벅지의 연결

장경인대가 딱딱해지면 무릎 바깥쪽에 통증이 생기기 쉽다

장경인대는 햄스트링과 대퇴사두근을 나누는 막의 역할을 한다

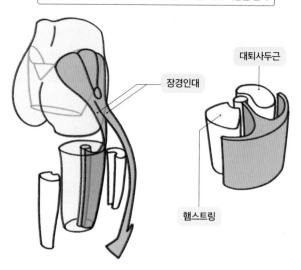

대퇴사두근

장경인대

햄스트링

허벅지의 옆면에 있는 장경인대의 일부는 허벅지를 전체적으로 감싸는 막인 동시에 근육을 나누는 칸막이로 작용하는데 이를 근육사이막(근간중격)이라고 한다. 근육사이막이 굳으면 서로 마주하는 근육의 작용이 나빠진다. 따라서 테니스공 등으로 마사지하여 근육 사이를 분리하면 허벅지 전체의 움직임이 좋아진다.

보충 장경인대는 근막이 두꺼워져 생긴 조직이다

제 (4) 장

나선
연결

나선 연결

2종류의 나선이 전신을 감싸며 몸을 비트는 동작에 관여한다

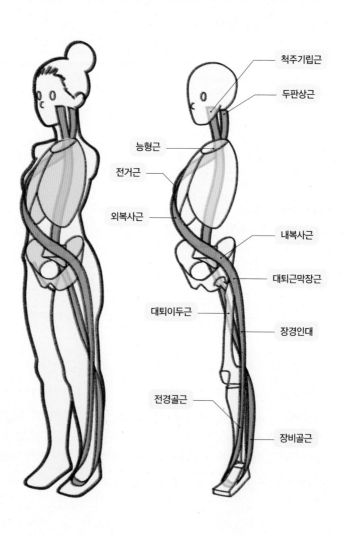

척주기립근

두판상근

능형근

전거근

외복사근

내복사근

대퇴근막장근

대퇴이두근

장경인대

전경골근

장비골근

해 설

'나선 연결'은 몸 전체를 휘감듯이 뻗어 있으며, 신체의 안정성을 유지하는 동시에 각 부위를 비트는 동작에도 관여한다. 또한 근육 심층의 회전을 조절하는 기능도 있어서 '나선 연결'을 이완시키면 이러한 구조물의 본래 모습이 나타난다. 특히 골반 아래로의 근육은 무릎의 방향이나 발의 아치와 밀접한 관련이 있어서 다리의 균형을 유지하는 중요한 역할을 한다.

일 상 속 힌 트

무릎의 통증이나 다리의 균형을 개선하려면 특정 부위뿐만 아니라 발바닥부터 골반 부위까지의 연결을 생각해 볼 필요가 있다(P.56, P.57). 이렇듯 몸을 전체적인 시점에서 바라보면 근본적인 개선책을 마련할 수 있다. 몸 전체의 균형과 움직임의 연결을 의식하며 운동하자.

좀 더 자 세 히

각 부위에서 서로 팽팽하게 잡아당기는 근육을 이해하면 뼈를 원래 위치로 되돌리기 쉽다. 예를 들어 능형근과 전거근은 어깨뼈를 서로 반대 방향으로 당기므로, 어느 한 근육이 강하면 어깨뼈의 위치는 원래 자리에서 벗어나게 된다. 발목에서 전경골근과 장비골근의 관계도 마찬가지다(P.122).

상반신

안전벨트처럼 상반신을 감싸고 있다

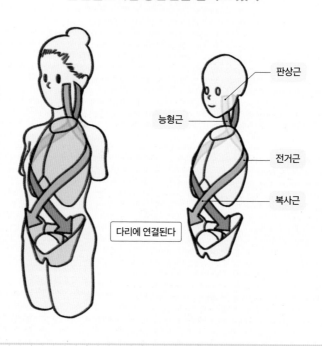

판상근

능형근

전거근

복사근

다리에 연결된다

해 설

상반신에서의 '나선 연결'은 한쪽 뒤통수에서 시작해 반대편 어깨뼈의 안쪽을 지나 안전벨트처럼 배에서 골반으로 향한다. 등이 구부정한 사람은 판상근과 능형근이 늘어나 있어서 전거근이나 복사근이 짧아지기 쉽다. 어깨뼈와 목의 움직임을 촉진하는 운동과 복부의 스트레칭을 함께 하는 것을 권한다.

나선 연결이 수축하는 움직임

등뼈의 미세한 근육이 움직이지 않으면 몸을 회전하기 어렵다

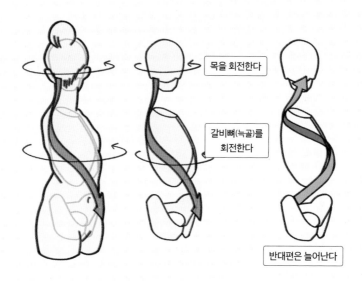

목을 회전한다

갈비뼈(늑골)를
회전한다

반대편은 늘어난다

해 설

상반신의 '나선 연결'이 수축하면 뒤를 돌아보는 듯한 움직임을 만들어낸
다. '나선 연결'은 반대편에도 존재해서 반대편은 펴지는 듯한 움직임이
된다. 몸 한쪽이 뒤쪽으로 틀어져 있으면 '나선 연결'의 한쪽이 짧아져 있
을 가능성이 있다. 또한, 등뼈에 붙은 미세한 근육도 몸을 회전하는 동작
에 관여한다.

보 충 몸을 회전하는 동작은 척주기립근의 움직임에도 매우 중요하다

능형근과 전거근

불균형하면 어깨뼈의 위치가 달라진다

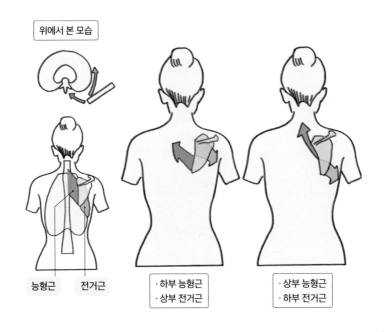

위에서 본 모습

능형근　전거근

· 하부 능형근
· 상부 전거근

· 상부 능형근
· 하부 전거근

어깨뼈 안쪽을 지나 배 쪽으로 향하는 전거근과 등뼈 쪽으로 향하는 능형근은 서로 잡아당기는 관계다. 전거근은 어깨뼈를 앞으로 내밀고 능형근은 어깨뼈를 뒤로 당긴다. 어깨뼈는 맨 왼쪽 그림처럼 안쪽 모서리가 거의 수직이어야 이상적이다. 가운데 그림과 맨 오른쪽 그림처럼 2개의 근육이 부분적으로 짧아지면 어깨뼈를 한쪽으로 회전시키듯이 당기기 때문에 어깨뼈의 움직임이나 자세에 영향을 미친다.

다리의 나선 연결

무릎의 방향 등에 영향을 미치기도 한다

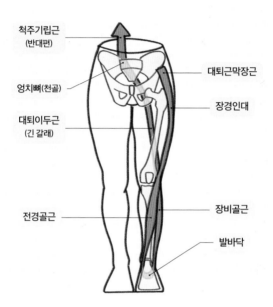

척주기립근
(반대편)

엉치뼈(천골)

대퇴이두근
(긴 갈래)

전경골근

대퇴근막장근

장경인대

장비골근

발바닥

해 설

하반신에서의 '나선 연결'은 골반에서 허벅지의 앞쪽과 정강이를 지나 발바닥으로 향한다. 그런 다음 발바닥을 유턴해 종아리를 따라 위로 올라가서 허벅지 뒷면과 엉치뼈로 연결된다. 말을 탈 때 발을 거는 발걸이를 떠올리면 이해하기 쉬울 것이다. 이 연결은 다리 전체를 안정시키고 각 부위의 회선을 조절하는 역할을 한다.

다리의 균형①

발바닥의 아치가 무너지기 쉽다

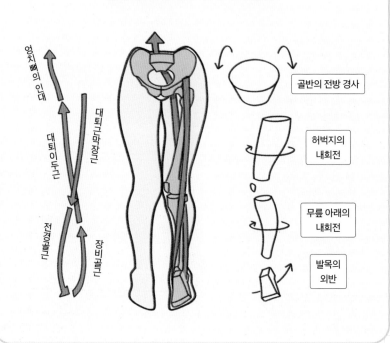

골반의 전방 경사

허벅지의 내회전

무릎 아래의 내회전

발목의 외반

엉치뼈의 인대

대퇴근막장근

대퇴이두근

전경골근

장비골근

해 설

'나선 연결'은 골반의 앞뒤에서 발바닥을 들어 올리는 듯한 움직임으로 늘어난다. 이 연결에서는 골반의 기울기와 발목이 서로 영향을 미친다. 중간에 있는 무릎은 위아래 상태에 따라 내측과 외측을 향하는 방식으로 균형을 조절한다. 위의 그림에서는 골반이 앞으로 기울고 발의 안쪽 아치가 무너진 상태여서 무릎이 내측을 향하고 있다. 이른바 X다리다.

보 충 　내회전 = 안쪽으로 비튼다 ※위의 그림 외에도 다양한 패턴이 존재한다

다리의 균형②

일반적으로 골반의 후방 경사는 O다리가 되기 쉽다

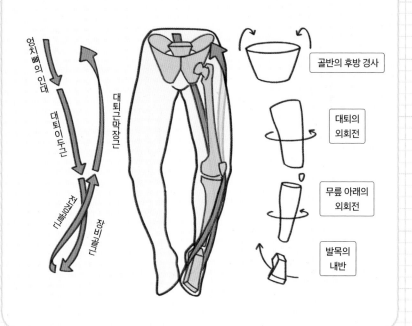

엉치뼈의 인대

대퇴이두근

대퇴근막장근

정강뼈근

장비골근

골반의 후방 경사

대퇴의 외회전

무릎 아래의 외회전

발목의 내반

해 설

앞 페이지와는 반대로 골반이 뒤로 기울면(후방 경사) 발의 외측으로 체중이 실리기 쉬워 중간에 있는 무릎은 외측을 향한다. 이른바 O다리다. 이러한 상태가 되면 허벅지 외측에 신장 부하가 걸리기 때문에 긴장을 푸는 것이 중요하다. 하지만 다리를 활에 비유하면 활의 줄 부분은 다리의 안쪽 부분(심층 연결)이 되므로 다리 안쪽을 이완시키는 것도 중요하다.

보 충 외회전 = 바깥으로 비튼다 ※위의 그림 외에도 다양한 패턴이 존재한다

나선 연결이 늘어나는 움직임

상반신과 하반신의 움직임과는 별개로 생각하자

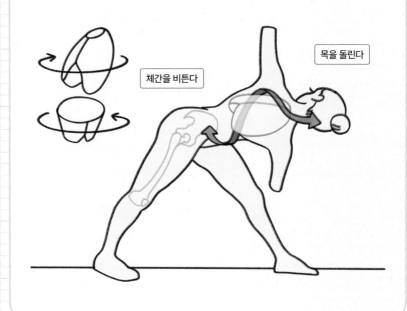

체간을 비튼다

목을 돌린다

해 설

'나선 연결'은 상반신과 하반신을 연동시키므로 기본적으로는 골반을 기준으로 위아래로 나누어 기능을 생각하는 것이 바람직하다. 그림처럼 상반신을 비트는 동작을 살펴보면 한쪽 나선은 늘어나고 반대쪽 나선은 수축한다. 상반신을 비트는 동작은 골반을 고정해야 하므로 코어와 하반신의 근력이 필요하다.

보 충 체간을 비트는 동작은 내장 기능을 활성화한다

제 ⑤ 장

심층
연결

심층 연결

호흡, 자세, 보행 등은 심층에서 지지한다

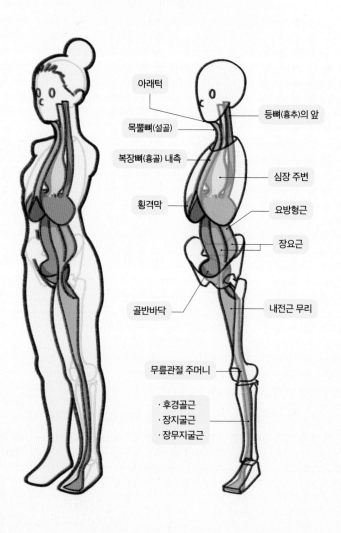

- 아래턱
- 목뿔뼈(설골)
- 복장뼈(흉골) 내측
- 횡격막
- 골반바닥
- 무릎관절 주머니
  - ·후경골근
  - ·장지굴근
  - ·장무지굴근

- 등뼈(흉추)의 앞
- 심장 주변
- 요방형근
- 장요근
- 내전근 무리

보 충 알기 쉽게 색을 구별하여 칠했지만 실제로는 모두 연결되어 있다

해설

'심층 연결'은 신체의 중심을 지나는 복잡한 연결이다. 머리뼈 바닥과 턱에서 시작해 목구멍 주위, 갈비뼈 중앙을 지나 횡격막으로 향한다. 횡격막부터는 2개의 경로에서 고관절을 지나 내전근, 비복근의 심부를 거쳐 최종적으로 발바닥에서 정지한다. '심층 연결'은 동작을 수행하기보다 주로 신체를 내측에서 지지하는 역할을 하므로 긴장하면 자세나 호흡에 영향을 미친다.

일 상 속 힌 트

'심층 연결'은 신체 내측의 축으로 파악할 수 있다. 발의 내측에서 2개의 지주가 골반바닥과 횡격막을 지나 합류하고 밑에서 머리를 받치고 있는 듯한 모습으로, 배와 갈비뼈 내부가 이완되면 자세를 잡기 쉬워진다.

일 상 속 힌 트

'심층 연결'은 하반신에서는 발의 내측 아치를 끌어올리거나 외측 연결과 함께 다리 내측과 외측의 균형을 잡는 역할을 한다. 상반신에서는 자세를 내측으로 지지하는 역할을 하며, 목과 머리의 균형 등에도 영향을 미친다.

목 ~ 횡격막

머리 위치를 바로 유지하려면 횡격막의 움직임이 중요하다

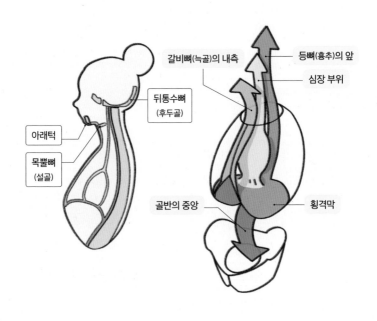

갈비뼈(늑골)의 내측

등뼈(흉추)의 앞

심장 부위

뒤통수뼈
(후두골)

아래턱

목뿔뼈
(설골)

골반의 중앙

횡격막

해 설

'심층 연결'은 목에서 횡격막까지 3개의 라인을 지난다. 그림에서는 측면 부분을 생략했지만, 실제로는 뒤통수뼈와 아래턱에서 목구멍을 지나 갈비뼈 내부를 전체적으로 감싸면서 횡격막으로 연결된다. 따라서 횡격막이 긴장하면 척추와 갈비뼈의 움직임을 제한하고 머리 위치에도 영향을 미친다.

보 충

그림에서는 생략되어 있지만, 하늘색 라인은 원래 갈비뼈 내부를 전체적으로 감싼다

심층 연결 - 03

횡격막 ~ 골반바닥

내전근은 배의 공간을 넓히는 중요한 역할을 한다

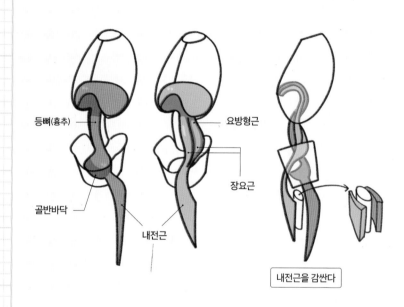

등뼈(흉추)

요방형근

장요근

골반바닥

내전근

내전근을 감싼다

해설

횡격막부터는 아래로 2개의 연결 통로가 있다. 하나는 등뼈 앞을 내려가 골반바닥으로 향하는 라인, 다른 하나는 고관절의 근육을 지나는 라인이다. 이 2개의 연결은 골반바닥과 샅굴 부위에서 골반을 끼우듯이 해서 고관절을 향한다. 횡격막은 호흡 근육이며 골반바닥과 함께 복압에 영향을 미친다. 그리고 고관절의 장요근과 연결되어 보행에도 중요하다.

고관절 주위

등뼈의 앞 공간을 넓히므로 중요한 연결이다

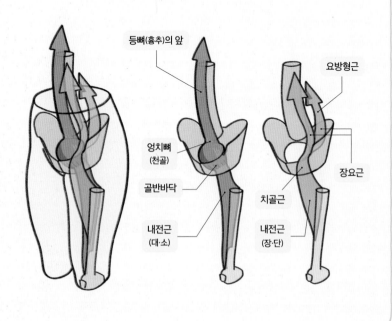

등뼈(흉추)의 앞

요방형근

엉치뼈
(천골)

골반바닥

내전근
(대·소)

치골근

장요근

내전근
(장·단)

해 설

고관절에는 골반바닥에서 허벅지로 향하는 라인과 샅굴 부위를 지나 허벅지로 향하는 라인이 있다. 이 2개의 라인은 앞뒤에서 내전근을 감싸며 무릎 뒤까지 뻗는다. 내전근과 골반바닥 부근이 이완되면 연결이 위쪽으로 늘어나 등뼈나 배 안의 공간을 여유롭게 유지할 수 있으며 등뼈에 의지하지 않고도 편한 자세를 지속할 수 있다.

보 충   등뼈의 앞 = 전종인대(등뼈의 앞을 감싸는 인대)

골반 ~ 발바닥

다리의 내측과 외측 균형에 중요한 연결이다

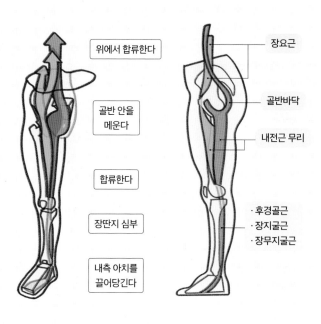

위에서 합류한다

골반 안을
메운다

합류한다

장딴지 심부

내측 아치를
끌어당긴다

장요근

골반바닥

내전근 무리

· 후경골근
· 장지굴근
· 장무지굴근

해 설

'심층 연결'은 골반의 두 방향에서 내전근을 감싸며 무릎 뒤쪽으로 향한 뒤, 장딴지의 심부를 지나 발바닥에서 정지한다. 이 연결은 '외측 연결'과 함께 다리의 내측과 외측의 균형을 잡는다. 장딴지 심부의 근육은 내측 아치를 끌어당기는 역할을 하는데, 아치가 무너지면 골반을 위쪽으로 신장하는 동작이 어려워진다.

배의 내측

심층 라인은 내장과 연결된다

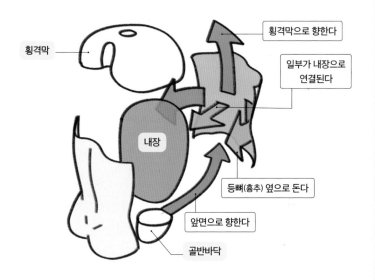

횡격막

내장

골반바닥

횡격막으로 향한다

일부가 내장으로
연결된다

등뼈(흉추) 옆으로 돈다

앞면으로 향한다

'심층 연결'은 배 전체를 감싸듯이 뻗어 있다. 위로는 횡격막이, 아래로는 골반바닥이 있으며 측면을 돌면서 등뼈로 향한다. 배꼽에서는 간과 방광 등으로 이어지고 심장은 횡격막으로, 방광은 골반바닥으로 연결된다. 배 안에는 이 책에 나오는 연결 외에도 많은 막이 있어서 배(내장)의 상태는 '자세와 동작'에 있어서도 상당히 중요하다.

제 **6** 장

운동
연결

3가지 운동 연결

체간을 지나 팔과 다리로 연결된다

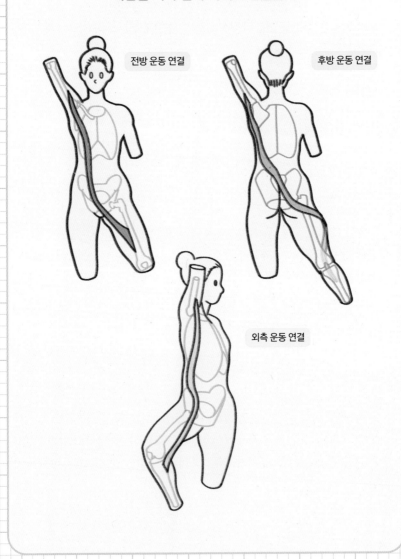

전방 운동 연결

후방 운동 연결

외측 운동 연결

해 설

신체에는 크게 스포츠에서 사용되는 3종류의 연결이 있다. 이 3가지의 연결은 서로 다른 연결과 연결됨으로써 다양한 동작에 관여한다. 전방과 후방 연결은 각각 신체를 대각선으로 주행하며, 테니스의 서브나 골프의 스윙 등의 동작을 수행할 때 팔다리와 체간을 일체화시켜 강한 움직임을 만들어낸다. 외측 연결은 턱걸이나 수영처럼 발이 바닥에 닿지 않은 상태에서 팔을 움직일 때 체간을 안정시키는 역할을 한다.

일 상 속 힌 트

운동할 때 어깨나 팔꿈치에 통증을 자주 느끼는 이유는 대부분 '팔의 연결'과 '운동 연결'의 일체화가 잘 이뤄지지 않기 때문이다. 큰 힘을 만들어 내기 위해서는 '운동 연결'과 팔의 연동을 염두에 둬야 한다.

좀 더 자 세 히

'운동 연결' 자체는 다른 연결에 비하면 자세에 영향을 덜 미친다고 할 수 있다. 하지만 각 근육은 자세에 영향을 미치기 때문에 앞서 소개한 연결과 종합적으로 살펴보면서 운동과 스트레칭을 하는 것이 바람직하다.

전방 운동 연결

스포츠나 운동을 할 때 자주 사용되는 연결이다

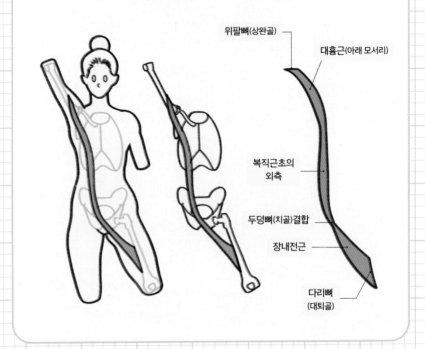

위팔뼈(상완골)

대흉근(아래 모서리)

복직근초의
외측

두덩뼈(치골)결합

장내전근

다리뼈
(대퇴골)

해 설

'전방 운동 연결'은 팔에서 반대쪽 허벅지에 걸쳐 비스듬히 주행한다. 대흉근에서 복직근의 외측과 두덩뼈를 지난 후, 안쪽 허벅지에 있는 장내전근이라는 근육으로 연결된다. 이 연결은 대각선에 있는 팔과 다리가서로 가까워지는 움직임을 만들어낸다. 야구공을 던지는 것과 같은 동작에서는 이 연결을 통해 체간의 힘을 팔에 전달한다.

보 충 복직근초 = 복직근을 감싸는 막

후방 운동 연결

'전방 운동 연결'과 세트로 작용한다

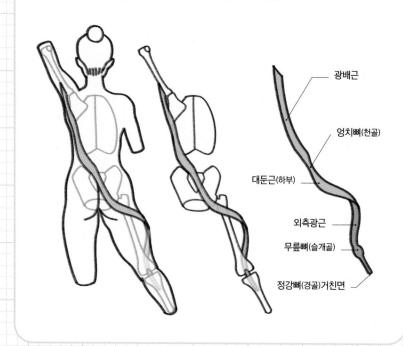

광배근

엉치뼈(천골)

대둔근(하부)

외측광근

무릎뼈(슬개골)

정강뼈(경골)거친면

해 설

'후방 운동 연결'은 신체 뒤쪽의 팔에서 반대편 다리에 걸쳐 비스듬히 뻗어 있다. 광배근과 엉치뼈를 지나 반대쪽 엉덩이로 이어진 후, 허벅지를 돌아 무릎 아래까지 연결된다. 이 연결이 작용하면 신체 뒷면에서 팔과 반대편의 다리가 가까워진다. 항상 앞뒤가 세트로 작용하므로 어느 한쪽이 딱딱해지면 반대쪽 연결도 움직이기 어렵다.

보 충 외측광근 = 대퇴사두근의 외측 부분

전방 운동 연결이 늘어나는 움직임

테니스나 배구의 동작에서 늘어난다

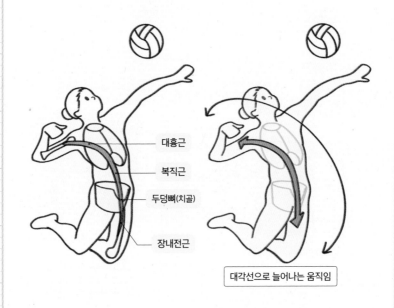

대흉근

복직근

두덩뼈(치골)

장내전근

대각선으로 늘어나는 움직임

해 설

'전방 운동 연결'은 배구의 스파이크나 테니스의 서브 동작 직전에 팔과 반대쪽 다리가 멀어질 때 늘어난다. 이렇게 몸이 휘어지면서 신장하면 체간의 힘을 팔에 전달할 수 있게 된다. 낚싯대를 멀리 던지는 모습을 떠올리면 이해하기 쉬울 것이다.

전방 운동 연결이 수축하는 움직임

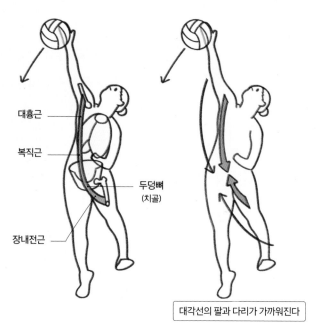

팔을 내리치는 각도에 따라 지나는 라인이 다르다

대흉근

복직근

두덩뼈
(치골)

장내전근

대각선의 팔과 다리가 가까워진다

해 설

'전방 운동 연결'은 팔과 반대쪽 다리가 가까워지는 형태로 수축한다. 앞 페이지와 같이 신체를 뒤로 젖히면서 모은 힘은 힘센 동작을 가능하게 한다. 팔을 움직여 큰 힘을 내려면 몸통을 의식하는 것이 중요하다. 전방 운동 연결은 대각선의 움직임을 만들어내는 작용을 하는데, 팔을 내리치는 방향이 수직에 가까울 때는 '전방 연결'로 이어지고, 수평에 가까울 때는 '나선 연결'로 이어진다.

후방 운동 연결이 늘어나는 움직임

골프의 백스윙 등을 할 때 늘어난다

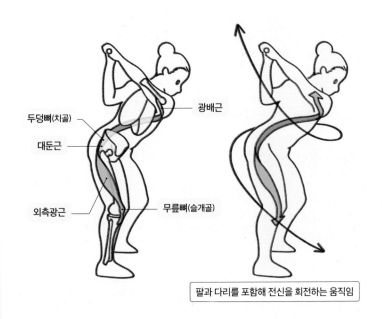

두덩뼈(치골)
대둔근
외측광근
광배근
무릎뼈(슬개골)

팔과 다리를 포함해 전신을 회전하는 움직임

해 설

'후방 운동 연결'은 팔에서 신체의 뒷면을 지나 반대편 무릎으로 연결된다. 골프의 백스윙과 같은 동작을 할 때는 이 연결이 몸을 휘감듯이 늘어난다. 오른쪽으로 칠 때는 왼팔에서 오른쪽 무릎이 늘어나면서 힘을 모으는 역할을 하기 때문에 오른쪽 무릎이 몸통을 따라 외측으로 움직이면 이 연결의 신장력이 약해져 치는 힘이 약해진다.

보 충 나선 연결도 동시에 강하게 작용한다

후방 운동 연결이 수축하는 움직임

나선 연결과 함께 움직인다

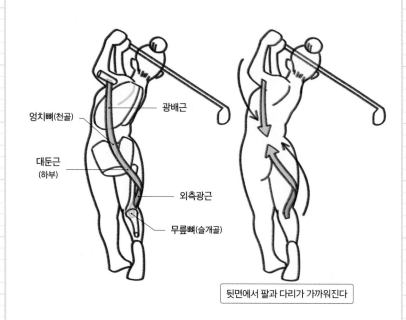

엉치뼈(천골)

광배근

대둔근
(하부)

외측광근

무릎뼈(슬개골)

뒷면에서 팔과 다리가 가까워진다

해 설

'후방 운동 연결'은 신체의 뒷면에서 팔과 반대쪽 다리가 가까워질 때 수축한다. 골프 같은 경우에는 '전방 운동 연결'과 마찬가지로 연결을 통해 힘(장력)을 모은 후, 광배근과 대둔근이 강한 힘을 발휘하면서 스윙한다. 몸을 비트는 동작뿐만 아니라 엎드려 누운 상태로 대각선에 있는 팔과 다리를 바닥에서 들어 올리는 동작을 할 때도 이 연결이 작용한다.

보 충   후방 연결도 작용한다

외측 운동 연결

턱걸이 등 매달리는 동작에 사용된다

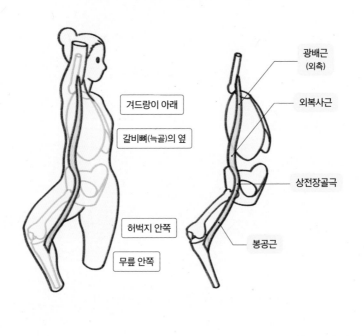

겨드랑이 아래

갈비뼈(늑골)의 옆

허벅지 안쪽

무릎 안쪽

광배근
(외측)

외복사근

상전장골극

봉공근

해 설

몸의 외측에는 겨드랑이 아래에서 갈비뼈, 골반, 허벅지 안쪽으로 이어
지는 연결이 있다. 이 연결은 턱걸이와 같이 발이 바닥에서 떨어져 있을
때 체간을 안정시키는 역할을 한다. 수영 등에서 팔을 움직일 때도 이 연
결이 사용되며, 팔을 들어 몸을 옆으로 기울이는 스트레칭을 할 때도 겨
드랑이 아래와 갈비뼈 측면이 늘어나는 것을 느낄 것이다.

보 충 랫 풀다운 등을 할 때도 작용한다

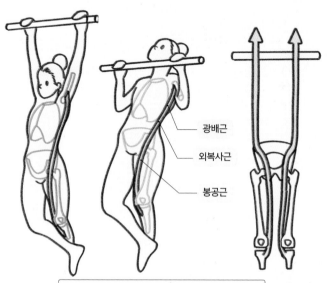

외측 운동 연결의 움직임

수영에서 자유형 등을 할 때도 작용한다

광배근

외복사근

봉공근

발이 바닥에서 떨어져 있을 때 팔의 움직임에 관여한다

해 설

'외측 운동 연결'은 무언가에 매달려 있을 때 체간을 안정시킨다. 근육은 주로 광배근이 작용하며, 체조 경기에서 고정되지 않은 링 손잡이를 잡고 팔을 당기거나 수영에서 자유형(크롤)을 할 때 손을 뒤로 당기는 동작에서 자주 사용된다. 이러한 연결은 무언가에 매달릴 때 팔의 근육뿐만 아니라 체간과 하반신을 지지한다.

몸통과 팔의 연결

이 연결과 함께 전거근도 매우 중요하다

각 페이지 참조

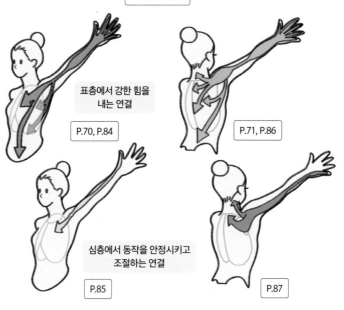

표층에서 강한 힘을
내는 연결

P.70, P.84

P.71, P.86

심층에서 동작을 안정시키고
조절하는 연결

P.85

P.87

팔을 주로 사용하는 테니스와 야구 등의 스포츠를 할 때는 몸통의 힘을 팔에 효율적으로 전달하는 것이 중요하다. 몸의 앞뒤에 있는 '운동 연결'은 표층에 있는 '팔의 연결'과 일체화되면 강한 힘을 낼 수 있다. 심층에 있는 '팔의 연결'은 어깨의 움직임을 안정시켜 표층의 움직임을 지지하는 역할을 한다. 표층과 심층의 균형을 조절하는 것이 중요하다.

제 **7** 장

팔의

연결

4가지 팔의 연결

팔의 모든 동작에는 이 4가지 연결이 작용한다

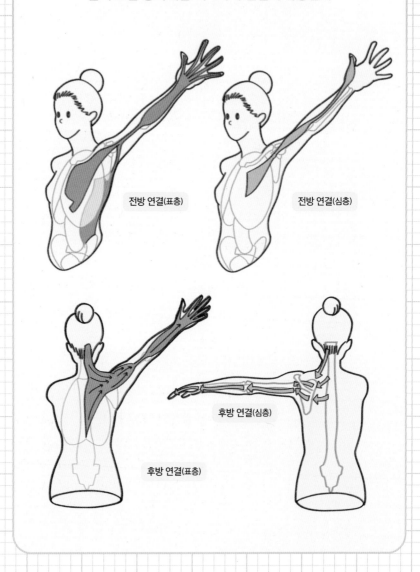

전방 연결(표층)

전방 연결(심층)

후방 연결(표층)

후방 연결(심층)

해 설

팔에는 몸통에서 손끝에 걸쳐 전방에 2개, 후방에 2개, 이렇게 총 4가지 연결이 있다. 전방 라인은 각각 표층과 심층으로 나뉜다. 표층에서는 비교적 큰 근육을 지나 운동 연결과 결합함으로써 큰 동작에 관여한다. 심층에서는 팔과 어깨의 움직임을 섬세하게 조절하는 근육이 많아서 미세한 동작에 관여한다.

일 상 속 힌 트

머리와 무게를 지탱하는 부위는 체간과 하체이며, 팔 자체는 몸통에 매달린 부분이라서 자세와 관계없다고 생각하기 쉽다. 하지만 사무 업무를 하거나 팔과 어깨를 과도하게 사용하면 팔의 연결이 머리의 위치를 변위시킬 가능성이 있다. 따라서 스트레칭이나 요가 등으로 어깨와 팔을 의식해서 풀어주는 것이 좋다.

좀 더 자 세 히

새의 날개를 떠올려 보면 4가지 팔의 연결을 이해하기 쉬울 것이다(P.88에서 후술). 새처럼 손바닥을 아래로 향한 자세에서 팔을 옆으로 벌려보자. 이때 ① '표층 전방 연결'은 공기를 가두는 날개의 아랫면 ② '표층 후방 연결'은 하늘로 향하는 날개의 윗면 ③ '심층 전방 연결'은 공기의 저항을 바꾸는 날개의 앞 가장자리 ④ '심층 후방 연결'은 날개의 뒤 가장자리가 된다.

팔의 전방 연결(전체)

팔이 굽으면 갈비뼈 등의 움직임에 영향을 미치기 쉽다

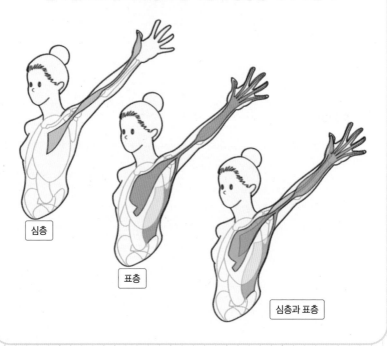

심층

표층

심층과 표층

해 설

'팔의 전방 연결'은 표층과 심층으로 나눌 수 있다. 표층에서는 큰 근육이 갈비뼈를 앞뒤로 뒤덮듯이 어깨로 뻗어 있다. 심층에서는 가슴에서 어깨 뼈 일부로 뻗어 있다. 위팔에서는 '표층 연결'이 뼈에 가깝게 지나고 '심층 연결'이 근육을 지난다. 또한 표층은 큰 움직임에 관여하고, 심층은 미세 한 움직임에 관여하는 경우가 많다. 물건을 잡을 때는 심층과 표층이 모 두 사용된다.

팔의 후방 연결(전체)

표층과 심층의 균형이 중요하다

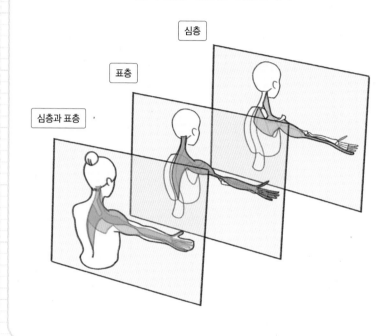

심층

표층

심층과 표층

해설

'팔의 후방 연결' 또한 표층과 심층으로 나눌 수 있다. 표층에서는 등에서 삼각근으로 연결되고, 심층에서는 등에서 어깨뼈를 감싸듯이 팔로 향한다. 앞 페이지와 마찬가지로 표층은 큰 움직임에 관여하고, 심층은 미세한 움직임에 관여한다. 전체적으로는 팔을 신체의 뒤쪽으로 움직일 때 사용된다. P.142에서 자세히 설명하겠지만, '팔의 연결'은 근육과 뼈를 지나는 비율이 부위에 따라 다르다.

팔의 전방 연결(표층)

대흉근과 광배근은 모두 어깨를 안쪽으로 돌리는 근육이다

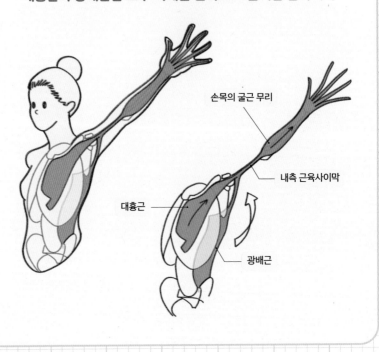

손목의 굴근 무리

내측 근육사이막

대흉근

광배근

해 설

'팔의 전방 연결(표층)'은 가슴과 등에서 갈비뼈를 끼우듯이 갈라져 겨드랑이 아래에서 합류한다. 그런 다음 위팔의 근육과 근육 사이를 지나 손을 쥐는 근육(손목의 굴근 무리)으로 연결된다. 체간에서는 대흉근과 광배근이 '운동 연결'과 연결되고, 테니스의 서브나 수영에서 자유형과 같은 동작을 할 때 이 연결을 통해 체간의 힘을 손바닥까지 전달한다.

보 충

내측 근육사이막 = 근육과 근육 사이 / 손목의 굴근 무리 = 손목을 구부리는 근육

팔 의 연 결 - 0 5

팔의 전방 연결(심층)

소흉근은 쇄골하근과 근막으로 연결된다

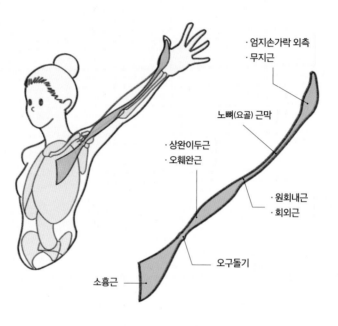

· 엄지손가락 외측
· 무지근

노뼈(요골) 근막

· 상완이두근
· 오훼완근

· 원회내근
· 회외근

오구돌기

소흉근

해 설

'팔의 전방 연결(심층)'은 대흉근에서 시작해 어깨뼈의 일부(오구돌기)를 지나 소위 알통이라고 불리는 근육으로 향한다. 팔꿈치부터는 뼈를 따라 엄지손가락까지 뻗는다. 소흉근은 빗장뼈(쇄골)에도 막으로 연결되어 갈비뼈와 빗장뼈 부위에서 어깨의 움직임을 지지한다. 특히 엄지손가락의 움직임을 조절해서 엄지손가락을 자주 사용하는 치료사 등의 직업군은 이 연결이 짧아져 있는 경우가 많다.

보 충 오구돌기 = 앞쪽에서 보이는 어깨뼈의 돌출된 부위

팔의 후방 연결(표층)

하늘을 향해 양손을 벌리는 듯한 동작을 수행한다

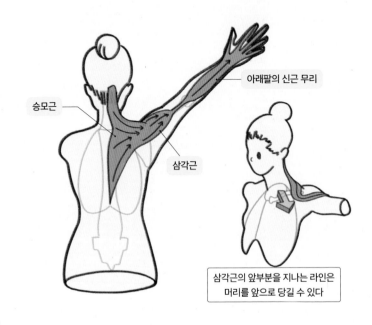

승모근

아래팔의 신근 무리

삼각근

삼각근의 앞부분을 지나는 라인은
머리를 앞으로 당길 수 있다

해 설

'팔의 후방 연결(표층)'은 뒤통수에서 등뼈를 따라 넓게 내려간다. 어깨의 삼각근과 위팔의 외측에서 근육과 근육 사이를 지나 손목을 젖히는 아래 팔의 근육까지 뻗어 있다. 이 연결은 테니스의 백핸드나, 물건을 잡는 동 작을 수행할 때 작용한다. 팔이 굳으면 이 라인을 따라 어깨나 목에 긴장 을 느끼기 쉽다. 특히 승모근은 어깨 결림을 유발하는 대표적인 근육이다.

보 충 아래팔의 폄 근육 무리 = 손목을 젖히는 근육

팔의 후방 연결(심층)

견갑거근에서 머리 부위의 작은 근육으로 연결된다

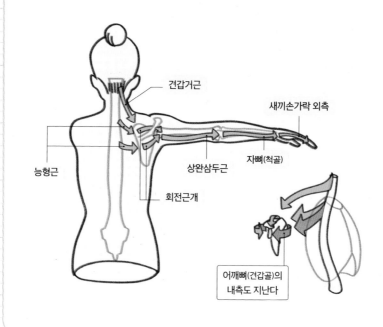

견갑거근

새끼손가락 외측

능형근

상완삼두근

자뼈(척골)

회전근개

어깨뼈(견갑골)의
내측도 지난다

해 설

'팔의 후방 연결(심층)'은 등뼈에서 어깨뼈를 향한다. 그런 다음 어깨뼈와 어깨관절을 전체적으로 감싸듯이 상완삼두근으로 향하고, 아래팔뼈를 지나 새끼손가락 외측에서 정지한다. 손날치기와 같은 동작은 이 연결이 일체화되면 관절을 안정시킬 수 있다. 네발 기기 자세를 취할 때도 '팔의 전방 연결(심층)'과 함께 팔이 좌우로 흔들리지 않도록 안정시킨다.

보 충 머리 부위의 작은 근육 = 외측두직근

팔의 연결 기억하는 법

새의 해부학과는 다르지만 이렇게 기억하면 쉽다

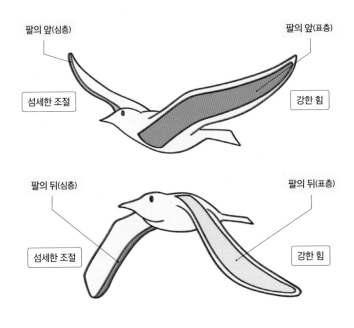

팔의 앞(심층)

팔의 앞(표층)

섬세한 조절

강한 힘

팔의 뒤(심층)

팔의 뒤(표층)

섬세한 조절

강한 힘

4가지 '팔의 연결'은 체간에서 손끝까지 전체 면을 덮고 있다. 새의 모습을 떠올리면 위치와 기능을 기억하기 쉽다. 표층에 있는 2개의 연결은 날갯짓할 때 강한 힘을 만들어내고, 심층에 있는 2개의 연결은 공기 저항 등을 섬세하게 조절한다. 엄지손가락과 새끼손가락은 심층으로 연결되고, 엄지손가락과 새끼손가락을 포함한 나머지 손가락은 표층으로 연결된다고 이해하면 기억하기 쉽다.

제 8 장

골반·고관절의 연결

골반 주위

골반의 균형에는 주로 고관절 근육이 관여한다

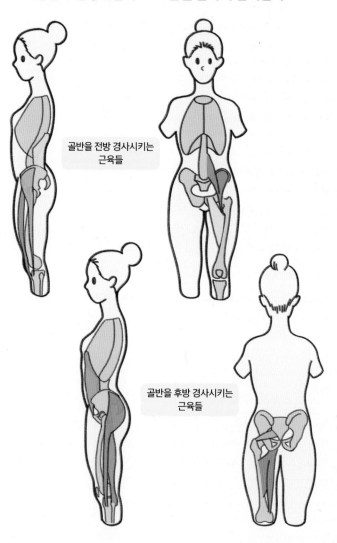

골반을 전방 경사시키는
근육들

골반을 후방 경사시키는
근육들

해 설

골반은 상반신과 하반신을 연결하는 위치에 있으며, 위로는 등뼈가 있고 아래로는 고관절이 있다. 그래서 많은 동작에 관여하며 자세에도 상당히 중요한 부위다. 하지만 체간이나 고관절의 근육이 딱딱해지면 골반 균형이 무너지기 쉽다. 골반은 내장을 아래에서 지탱하는 역할도 하므로 내장을 감싸는 막이 긴장하면 영향을 받는다.

일 상 속 힌 트

골반의 전방 경사나 후방 경사를 개선하려면 전신을 종합적으로 살펴보는 것이 중요하다. 일반적으로 어떤 근육을 이완시킬지에 대한 판단은 해당 근육이 고관절을 기준으로 골반의 앞쪽을 지나는지, 뒤쪽을 지나는지에 따라 달라진다. 앞쪽에 있는 근육은 골반을 앞으로 기울이기 쉽고, 뒤쪽에 있는 근육은 골반을 뒤로 기울이기 쉽다.

좀 더 자 세 히

흔히 나쁜 자세라고 하면 골반을 뒤로 기울여 앉는 자세를 말하는데, 신체에 부담을 주지 않으려면 골반의 궁둥뼈(좌골) 부분에 체중을 싣고 앉아야 한다. 궁둥뼈에 체중을 싣고 앉으면 자연스럽게 배 안의 공간이 넓어지고 복압이 낮아져 자연스러운 자세가 된다. 사무 업무 등으로 목이나 등이 아픈 사람은 꼭 실천해 보기 바란다.

골반의 전방 경사①

골반의 과도한 전방 경사는 허리에 부담을 주기 쉽다

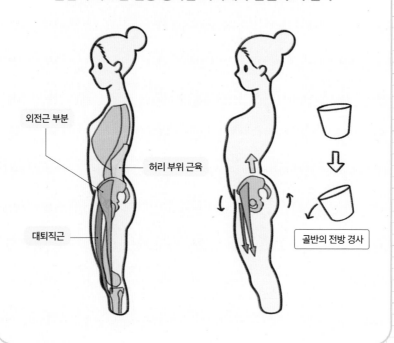

외전근 부분

허리 부위 근육

대퇴직근

골반의 전방 경사

해 설

신체를 옆에서 보면 고관절보다 앞쪽을 지나는 근육은 골반을 앞으로 기울게 하는데, 주로 허벅지 앞쪽 근육과 골반의 옆면을 지나는 근육이 이라인을 지난다. 허리가 긴장해도 골반을 전방 경사시킨다. 골반의 전방 경사는 등뼈의 커브를 강하게 하여 갈비뼈가 벌어지기 쉽게 만든다. 이러한 상태를 개선하려면 고관절의 앞쪽을 이완시켜 복압을 높이는 운동이 필요하다.

보 충 고관절의 외전근 = 다리를 옆으로 들어 올리는 근육

골반의 전방 경사②

샅굴 부위는 골반을 전방 경사시키는 근육이 많다

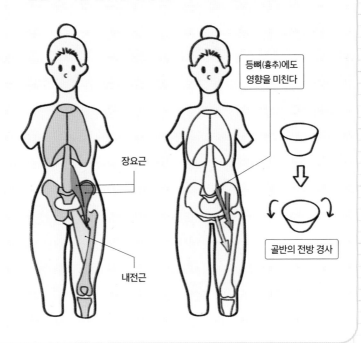

등뼈(흉추)에도 영향을 미친다

장요근

내전근

골반의 전방 경사

해설

신체를 앞에서 보면 장요근(고관절을 굽히는 근육)은 등뼈와 골반을 지나 고관절에 붙어 있다. 이 근육이 짧아지면 골반과 등뼈를 앞으로 당겨 골반의 전방 경사나 요추전만을 일으키기 쉽다. 두덩뼈에는 내전근이 붙어 있어서 골반을 앞으로 당긴다. 앞 페이지에서 다룬 근육은 주로 표층에 있는데, 장요근은 심층에 있다. 표층 근육과 심층 근육을 기억해 두면 적절한 스트레칭을 할 수 있다.

골반의 후방 경사①

골반이 앞으로 기울면 등뼈가 구부정해지기 쉽다

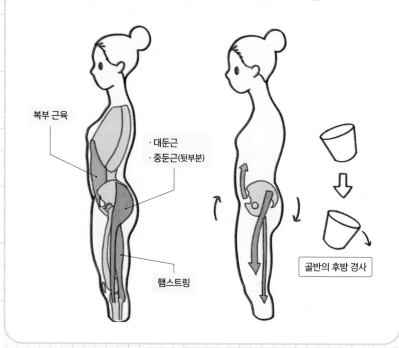

복부 근육

· 대둔근
· 중둔근(뒷부분)

햄스트링

골반의 후방 경사

해 설

신체를 옆에서 볼 때 고관절의 뒤쪽을 지나는 근육은 골반을 후방 경사
시킨다. 햄스트링은 '후방 연결'의 궁둥뼈와 두덩뼈를 아래로 잡아당겨,
골반의 후방 경사나 허리의 커브 감소에 관여한다. 앞쪽에서는 복부가
두덩뼈를 위로 잡아당긴다. 골반을 뒤로 기울여 장시간 앉아 있으면 그
림의 근육이 짧아지기 쉽다.

보 충 궁둥뼈(좌골) = 골반의 가장 아래에 있으며 앉았을 때 닿는 부분

골반의 후방 경사②

골반이 뒤로 기울면 엉덩이의 위치도 내려간다

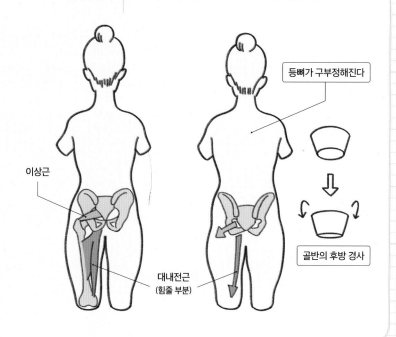

이상근

등뼈가 구부정해진다

대내전근
(힘줄 부분)

골반의 후방 경사

해설

엉덩이에는 이상근 등의 속근육이 있다. 이러한 근육이 딱딱해지면 고관절의 움직임이 나빠져 골반을 앞으로 기울이는 동작이 어려워진다. 그리고 골반바닥에서 뻗는 일부 내전근도 골반의 후방 경사에 관여한다. 골반의 기울기는 골반 주위의 전체 조직이 관여하므로 결론적으로는 전체를 스트레칭하는 것이 효과적이다.

골반의 전방 경사와 전방 이동

서 있는 자세에서는 양쪽 모두 허리에 부담을 준다

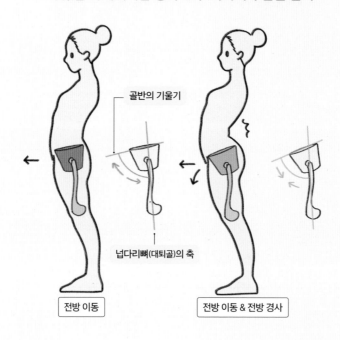

골반의 기울기

넙다리뼈(대퇴골)의 축

전방 이동

전방 이동 & 전방 경사

해설

골반의 움직임에는 전방 경사와 전방 이동이 있다. 전방 경사는 골반이 앞으로 기우는 것을 말하고 전방 이동은 다른 부위보다 골반이 앞으로 이동하는 것을 말한다. 춤을 추거나 할 때 골반을 전방 이동시키려면 고관절 부분이 늘어나야 한다. 골반의 전방 경사 때문에 고관절 부위가 짧아져 전방 이동 시 고관절 부분이 늘어나지 않는 사람은 허리에서 움직임을 대신하므로 요통을 일으키기 쉽다.

내전근의 연결

다리 안쪽을 지나는 축은 이 연결을 지난다

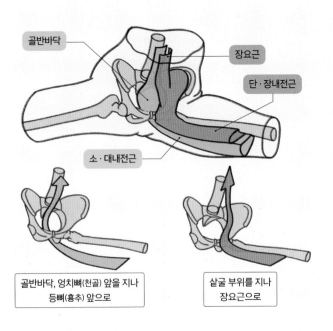

골반바닥

장요근

단·장내전근

소·대내전근

골반바닥, 엉치뼈(천골) 앞을 지나
등뼈(흉추) 앞으로

샅굴 부위를 지나
장요근으로

해설

고관절에서 골반에 걸쳐 샅굴 부위와 골반바닥을 지나는 2개의 연결이 있다. 샅굴 부위를 지나는 라인은 골반의 전방 경사에 영향을 주고, 골반바닥을 지나는 라인은 허벅지 뒤쪽에 있는 햄스트링과 밀접한 관계가 있어서 골반의 후방 경사에 영향을 미친다. 발바닥 내측에 있는 축이 이 2개의 라인을 지나므로 골반이 내측에서 안정되고, 다리의 외측을 긴장시키지 않고 서 있는 것이 가능하다.

허벅지 근막의 구획

칸막이 역할을 하는 막을 이완시키면 각 근육이 움직이기 쉽다

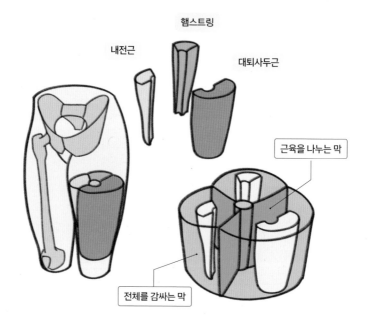

햄스트링

내전근

대퇴사두근

근육을 나누는 막

전체를 감싸는 막

허벅지에는 전체를 감싸는 막이 뼈를 향해 뻗어 있으며 근육의 무리를 3개로 나누는 막으로 변한다. 이 근육의 무리는 ① 고관절을 굽히고 무릎을 펴는 대퇴사두근 ② 고관절을 펴고 무릎을 굽히는 햄스트링 ③ 다리를 내측으로 모으는 내전근으로 구획된다. 모든 근육 무리는 연결되어 있으므로 어느 한 부위보다는 전체를 스트레칭하는 편이 좋다.

제 **9** 장

배의
연결

복근에 대하여

다양한 각도로 근육이 뻗어 있다

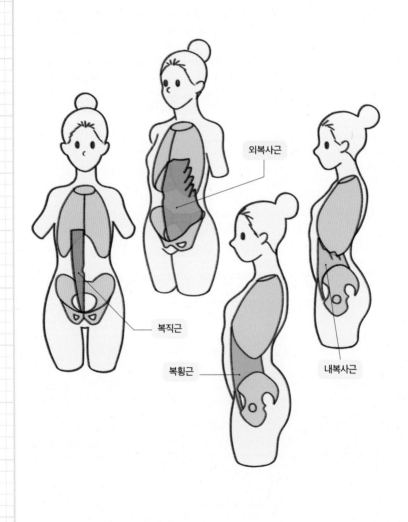

외복사근

복직근

복횡근

내복사근

배는 4개의 근육이 밀푀유처럼 층층이 쌓여 있다. 표층에서 심층 순으로 외복사근, 내복사근, 복횡근의 세 층이 있으며, 이 세 층이 식스팩 근육 (복직근)을 양옆에서 감싸듯이 구성되어 있다. 기본적으로 근육은 표층에서 큰 움직임을 수행하고 심층에서 신체를 안정시키는 역할을 한다.

근육의 긴장으로 인한 허리 통증은 일상 자세의 영향을 크게 받는다. 구부정한 등이나 과도하게 젖혀진 허리 상태는 체간을 안정시키기 위한 복근이 제대로 일하지 않아서다. 그래서 허리나 등 근육이 이 역할을 대신하게 된다. 복압을 이해하면 신체의 뒤쪽 근육만 사용하여 자세를 유지하는 습관을 바로잡고 신체의 내측에서 자세를 지지할 수 있다.

복압을 적절히 유지하려면 복압 운동도 효과가 있지만, 근본적으로 갈비뼈와 골반의 위치 관계가 적절하면 복압은 자연스럽게 유지된다. 간단히 말하면 바른 자세를 취한다는 건데 이는 근육을 단련하는 것보다 더 중요하다.

복직근

다른 복근의 막으로 싸여 있다

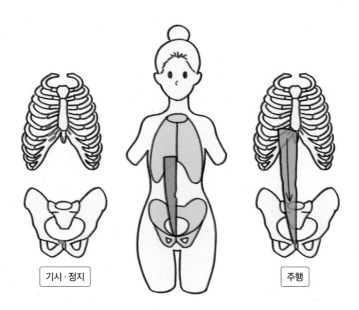

기시 · 정지

주행

해설

배의 앞면에는 복직근이 갈비뼈와 두덩뼈를 연결하듯이 세로로 뻗어 있다. 일반적으로 식스팩이란 이 근육을 가리킨다. 복직근은 앞뒤의 막으로 싸여 있으며 복사근이나 복횡근 등으로 연결된다. 그리고 '전방 연결'의 일부로 목 근육(흉쇄유돌근)과도 연결되며 '운동 연결'의 일부로 대흉근과 내전근을 연결한다.

보충 기시 · 정지 = 근육이 붙어 있는 부위

배 의 연 결 - 03

복직근의 움직임

명치와 두덩뼈를 가까워지게 한다

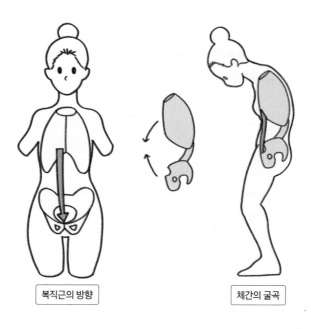

복직근의 방향

체간의 굴곡

해 설

복직근이 작용하면 등이 구부러지면서 명치와 두덩뼈가 가까워진다. 바로 누운 자세에서 일어날 때나 몸이 뒤로 과도하게 젖혀지는 것을 방지할 때 '전방 연결'의 일부로 작용한다. 근육은 크게 순발력을 담당하는 속근과 지구력을 담당하는 지근으로 나뉘는데, 복직근을 포함한 '전방 연결'의 근육은 대부분 속근이다. 이러한 근육은 위험한 상황에 처했을 때배의 앞면에서 내장을 보호해 재빨리 방어 자세를 취할 수 있게 한다.

보 충 · 체간의 굴곡 = 몸통을 구부린다

외복사근

복근에서 가장 표층에 있는 근육이다

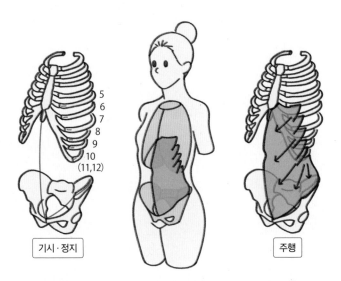

5
6
7
8
9
10
(11,12)

기시 · 정지

주행

해 설

외복사근은 배의 측면과 앞면을 감싸듯이 뻗어 있는 근육이다. 갈비뼈와 골반을 측면에서 연결하여 몸을 비트는 동작이나 몸통을 옆으로 구부릴 때 작용한다. '나선 연결'의 일부로 어깨뼈의 내측에서 뻗는 전거근과 연결되어 체간을 안정시키고 비트는 움직임을 만들어낸다. 또한, '외측 연결'의 일부이기도 해서 몸통을 옆으로 구부리는 동작이나 좌우 불균형을 조절하는 역할도 한다.

외복사근의 움직임

나선이나 외측 연결의 움직임을 수행한다

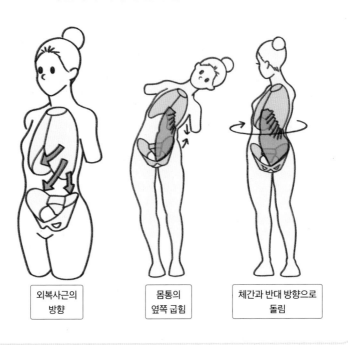

| 외복사근의
방향 | 몸통의
옆쪽 굽힘 | 체간과 반대 방향으로
돌림 |

해 설

외복사근은 갈비뼈의 앞쪽에서 뒤쪽까지 넓게 붙어 있다. 그래서 근육의
부위에 따라 주행하는 방향과 작용이 조금씩 달라진다. 외복사근의 측면
부분이 작용하면 몸통이 옆으로 구부러지면서 갈비뼈와 골반이 서로 가
까워진다. 그리고 아래로 비스듬히 뻗어 있는 부분이 작용하면 신체를
반대편으로 비트는 움직임을 수행한다. '나선 연결'에서는 어깨뼈의 내측
에 붙어 있어서 어깨뼈의 가동성에도 관여한다.

내복사근

외복사근과 교차한다

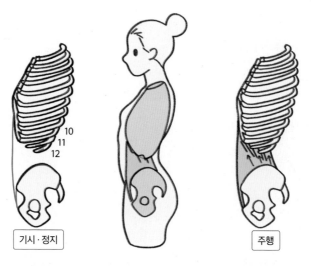

10
11
12

기시·정지

주행

해설

내복사근은 골반에서 갈비뼈의 하부로 연결된다. 내복사근은 '외측 연결'
로 작용하여 표층에 있는 외복사근에 교차하듯 주행하여 몸통의 안정성
을 높이며, '나선 연결'의 일부로도 작용하므로 반대편에서 돌아온 외복
사근의 흐름이 끊기지 않도록 골반으로도 연결된다. 이렇듯 내복사근과
외복사근은 항상 같이 작용한다.

내복사근의 움직임

외복사근과 반대로 움직인다

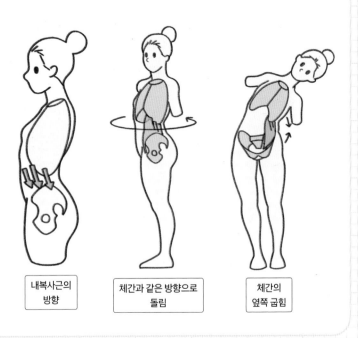

내복사근의
방향

체간과 같은 방향으로
돌림

체간의
옆쪽 굽힘

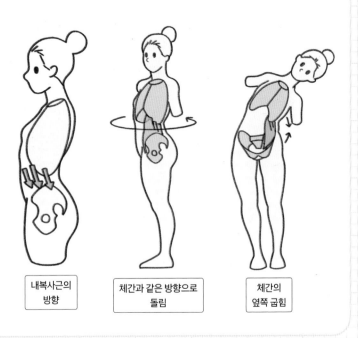

제 9 장 배의 연결

해 설

내복사근이 작용하면 갈비뼈를 같은 쪽(근육이 있는 쪽)으로 비튼다. 체간을 같은 쪽으로 비트는 동작은 고관절을 내측으로 비트는 동작과 연동되어 있으므로, 골프의 스윙 동작(오른쪽)을 할 때 허리가 외측으로 빠지는 사람은 왼쪽의 내복사근이 작용하지 않을 가능성이 있다. 이 근육에 자극을 주면 고관절을 내측으로 비틀기 쉬워져 허리의 자세를 잡기 용이하다.

복횡근

골반과 갈비뼈의 내측에 붙어 있다

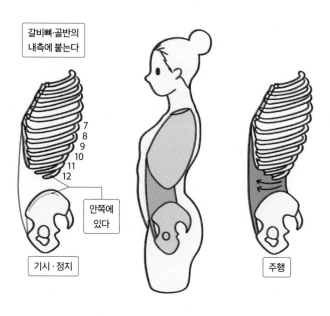

갈비뼈·골반의
내측에 붙는다

7
8
9
10
11
12

안쪽에
있다

기시 · 정지

주행

복횡근은 4종류의 복근 중에서 가장 심층에 위치한다. 이 근육은 갈비뼈
와 골반의 내측에서 배의 중앙을 덮듯이 이어져 체간을 안정시키는 코르
셋 같은 역할을 한다. 자세 유지를 위해서는 복압이 중요한데, 복압은 횡
격막이나 복횡근의 작용으로 생성된다. 허리가 젖혀졌거나 골반이 벌어
진 사람은 복횡근의 작용이 약해져 있을 가능성이 있다.

복횡근의 움직임

허리의 안정에 매우 중요하다

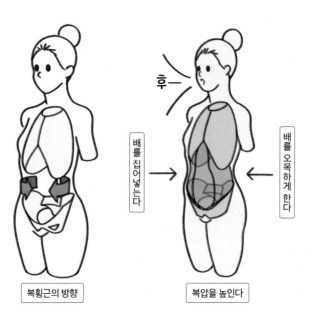

후 —

배를 집어넣는다

배를 오목하게 한다

복횡근의 방향

복압을 높인다

해 설

복횡근은 골반과 갈비뼈를 내측으로 수축시키는 역할을 하며, 다른 몇 가지 근육과 협력하여 배의 압력을 높이고 체간을 안정시킨다. 체간이 안정되면 고관절이나 어깨관절의 움직임이 편해진다. 갈비뼈와 골반의 위치 관계가 무너지면(새우등이나 요추전만 등) 복횡근이 제대로 기능하기 어려우므로 자세를 교정한 뒤에 복압 운동을 하는 것이 좋다.

근육과 허리의 연결

고관절과 허리에 영향을 미친다

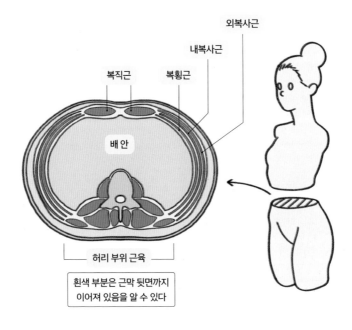

외복사근

내복사근

복직근   복횡근

배 안

허리 부위 근육

흰색 부분은 근막 뒷면까지
이어져 있음을 알 수 있다

복근은 몸통을 감싸는 듯한 형태로 등뼈와 허리 근육까지 이어져 있다. 평소 복근을 거의 사용하지 않아 자세가 구부정해지면 연결의 움직임이 둔해져 주변 근육을 사용하기도 어려워진다. 특히 등뼈 옆에 있는 근육은 고관절을 움직이는 동시에 허리 굴곡을 유지하는 역할도 하므로 평소 복근이 적당히 일할 수 있게끔 자세를 취하는 게 좋다.

(보 충) 고관절의 근육 = 대요근

제 (10) 장

엉덩이의
연결

엉덩이의 근육

엉덩이에는 3종류의 근육이 있다

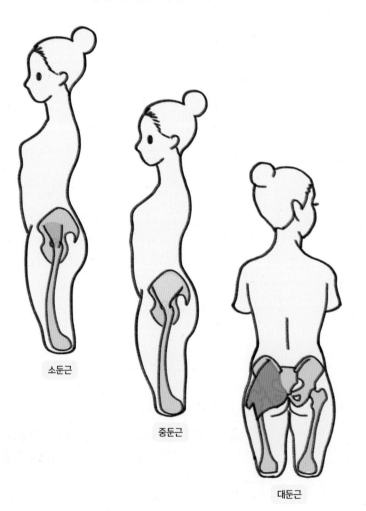

소둔근

중둔근

대둔근

해 설

엉덩이에는 표층부터 대둔근, 중둔근, 소둔근이라는 3종류의 근육이 있다. 대둔근은 주로 다리를 뒤로 움직이는(고관절의 폄) 동작에 작용한다. 중둔근, 소둔근은 모두 다리를 옆으로 들어 올리는 작용을 한다. 엉덩이 근육은 사람이 서고 걷고 달리고 점프하는 등 기본적인 동작을 수행하는 데 없어서는 안 될 중요한 근육이다.

일 상 속 힌 트

엉덩이의 형태는 근육과 지방, 뼈의 위치에 따라 어느 정도 바뀔 수 있지만, 뼈의 형태는 바꿀 수 없다. 골반 외측의 튀어나온 뼈(대전자)를 운동으로 들어가게 할 수 있다는 영상이 돌아다니고 있지만, 뼈의 형태에는 개인차가 있으므로 자신에게 맞지 않는 트레이닝은 부상 위험이 있으니 반드시 전문가와 상담한 후에 하는 것이 바람직하다.

좀 더 자 세 히

'운동 연결'의 일부인 대둔근은 척추를 따라 반대쪽 광배근과 연결된다. 그리고 허벅지의 측면에서는 대퇴사두근의 하나인 외측광근으로 연결된다. 중둔근은 위로는 복사근, 아래로는 장경인대로 연결되어 '외측 연결'을 형성한다.

대둔근

허벅지의 막, 광배근과 연결된다

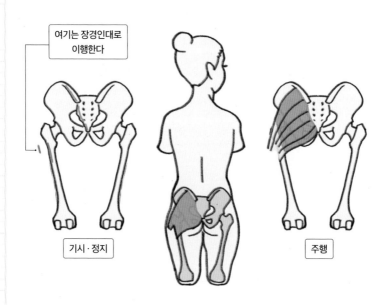

여기는 장경인대로
이행한다

기시 · 정지

주행

해 설

대둔근은 엉덩이의 근육 중에서 가장 표층에 위치하는 근육이다. 골반의
뒤쪽과 엉치뼈에서 시작해 허벅지 뼈에 붙어 있다. 그리고 고관절의 외
측에서 '외측 연결'과 이어져 엉덩정강근막과 무릎까지 붙는다. 일부는
심부로 들어가 햄스트링과 대퇴사두근을 나누는 막으로 바뀐다. 엉치뼈
위쪽으로는 반대쪽 광배근과 이어져 '운동 연결'로도 작용한다.

대둔근의 움직임

상부와 하부에서 기능이 바뀐다

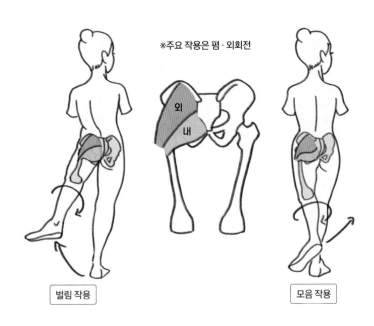

※주요 작용은 폄·외회전

외
내

벌림 작용

모음 작용

해 설

대둔근의 전체적인 움직임은 고관절의 폄(고관절을 뒤로 움직이는 동작)
이다. 좀 더 자세히 살펴보면 고관절의 위쪽을 지나는 부분과 아래쪽을
지나는 부분에서는 기능이 바뀐다. 위쪽에서는 다리를 옆으로 올리고,
아래쪽에서는 다리를 안쪽으로 움직이는 동작에 관여한다. 트레이닝이
나 스트레칭 등을 할 때 이 움직임을 이해하면 핵심 부위를 자극할 수
있다.

중둔근

외측 연결의 일부다

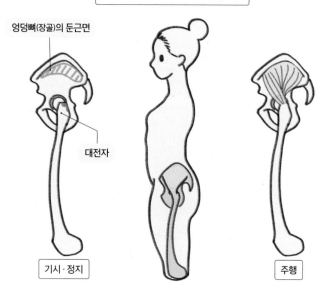

엉덩이 모양을 바꾸고 싶은 사람은 체크

엉덩뼈(장골)의 둔근면

대전자

기시 · 정지

주행

해 설

중둔근은 3개의 엉덩이 근육 중 중간층에 위치한다. 이 근육은 골반의 측면에서 허벅지 뼈의 일부(대전자)에 붙는다. 또한, '외측 연결'의 일부로 고관절의 측면 움직임에 관여해 외측에서 다리를 지탱하며 골반의 수평을 유지한다. 연결이 허벅지의 측면을 향해 뻗어 있어서 이 부위가 딱딱해지면 허벅지 외측 근육에 영향을 미친다.

엉 덩 이 의 연 결 - 0 5

중둔근의 움직임

고관절을 안팎으로 내·외측으로 비트는 기능도 있다

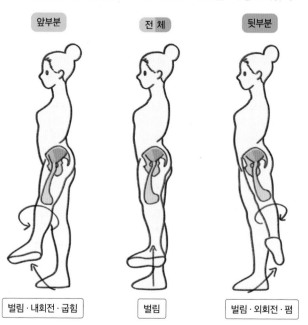

앞부분	전 체	뒷부분
벌림·내회전·굽힘	벌림	벌림·외회전·폄

해 설

중둔근 전체가 작용하면 다리를 옆으로 들어 올리는 동작을 만들어낸다. 고관절의 축을 기준으로 앞부분은 고관절을 굽히고 내측으로 비트는 반면에 뒷부분은 고관절을 펴고 외측으로 비튼다. 중둔근은 한 발로 서 있을 때 골반의 수평을 유지하도록 작용하므로 일반적인 스쿼트보다 한 발 스쿼트를 할 때 자주 사용된다. 복사근의 옆부분이 제대로 기능하면 중둔근도 움직이기 쉽다.

소둔근

중둔근의 형제 같은 근육이다

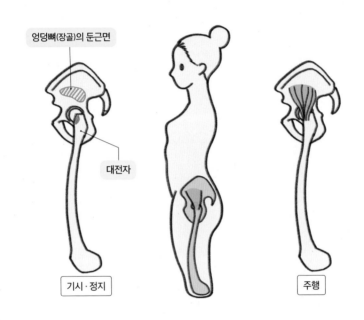

엉덩뼈(장골)의 둔근면

대전자

기시·정지

주행

해설

소둔근은 엉덩이 근육 중 가장 안쪽에 있다. 중둔근의 심층에서 골반의 외측을 지나 허벅지 뼈에 붙어 있다. 근육의 주행이나 역할은 중둔근과 비슷하다. 소둔근은 심부에 있어서 상대적으로 접근하기 어렵다고 느끼는 치료사도 있는데, 환자를 옆으로 눕혀 고관절을 벌리게 하면 중둔근이 이완되므로 그 안쪽에 압력을 가하면 소둔근에 접근할 수 있다.

보충   소둔근은 심부에 있어서 고관절의 안정에 중요한 역할을 한다

소둔근의 움직임

한 발로 서 있을 때 골반이 떨어지지 않도록 안정시킨다

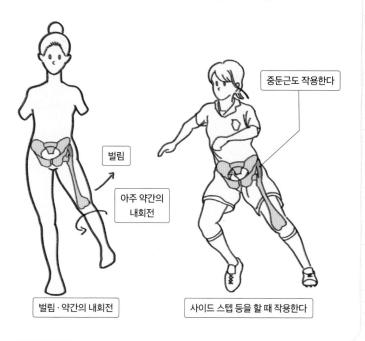

벌림

아주 약간의 내회전

중둔근도 작용한다

벌림 · 약간의 내회전

사이드 스텝 등을 할 때 작용한다

해 설

소둔근의 작용은 중둔근과 비슷하다. 다리를 옆으로 들어 올리거나 한 발로 서 있는 동작에서 골반이 떨어지지 않도록 수평을 유지한다. 그런데 중둔근은 내·외측으로 모두 비트는 작용을 하지만, 소둔근은 내측으로 비트는 움직임이 주된 작용이고 외측으로 비트는 움직임은 보조만 한다는 것이 차이점이다. 2개의 근육은 스포츠 등에서 사이드 스텝이나 방향 전환을 할 때 작용한다.

엉덩이의 심층 근육

심층 근육은 골반바닥과도 연결된다

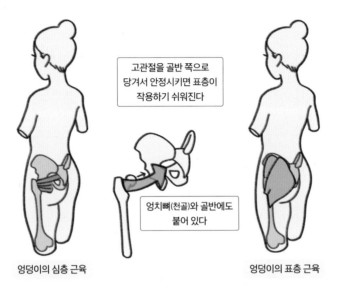

고관절을 골반 쪽으로
당겨서 안정시키면 표층이
작용하기 쉬워진다

엉치뼈(천골)와 골반에도
붙어 있다

엉덩이의 심층 근육

엉덩이의 표층 근육

엉덩이 안에는 6개의 근육이 붙어 있다. 이 근육들은 허벅지 뼈를 골반 쪽으로 끌어당겨 고관절을 안정시킨다. 고관절이 안정되면 표층에 있는 엉덩이 근육이 작용하기 쉬워져 트레이닝의 효과를 높일 수 있다. 이 근육은 엉치뼈와 골반에도 뻗어 있어서 긴장이 심하면 척추의 균형이나 복압 상태에 영향을 미치므로 일상생활을 할 때 중요한 근육 중 하나다.

보충 엉덩이 안의 6가지 근육 = 심부외회전근

제 11 장

발의

연결

발의 연결

양쪽 모두 위에서 다른 연결로 이어진다

장비골근

전경골근

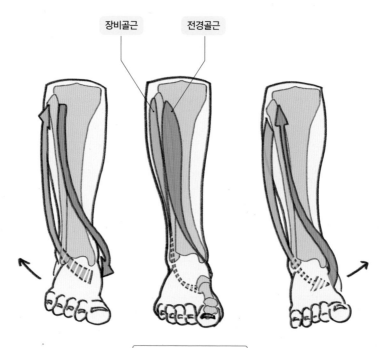

발바닥에서 막으로 연결된다

발의 연결

해 설

인간의 토대가 되는 발바닥의 아치는 뼈 전체의 배열, 인대, 막뿐만 아니라 근육에 의해서도 지탱된다. '나선 연결'에 있는 2개의 근육은 왼쪽의 그림처럼 발바닥에서 막을 사이에 두고 연결되어 있으며, 양쪽에서 발바닥을 위로 들어 올리듯이 아치를 전체적으로 끌어당길 수 있고, 발목의 좌우 움직임도 조절한다.

일 상 속 힌 트

발의 아치를 유지하려면 발꿈치뼈(종골)가 바닥을 향해 수직으로 닿아 있어야 한다. 발꿈치뼈가 좌우로 기울어 있으면 발의 뼈는 아치를 무너뜨리듯이 이동한다. 뒤쪽에서 아킬레스건과 뒤꿈치가 일직선인지 확인해 보자. 일직선이 아니라면 뒤꿈치가 어느 한쪽으로 기울어져 있다는 뜻이다.

좀 더 자 세 히

발의 균형을 개선하려면 발가락을 자주 움직여야 한다. 발바닥에는 섬세한 근육이 많아서 발가락을 움직이면 이 근육들이 활성화되어 발바닥과 바닥의 접지를 안정시킨다. 발바닥이 안정되면 발목 근육의 과도한 사용을 예방할 수 있어서 효과적으로 발의 균형을 개선할 수 있다.

발목의 굽힘(내번)

장무지신근은 축 위를 지나므로 거의 등 쪽 굽힘에만 작용한다

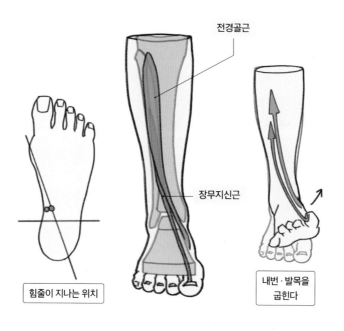

전경골근

장무지신근

힘줄이 지나는 위치

내번·발목을 굽힌다

해 설

발목 굽힘·내번 동작에 작용하는 근육은 주로 정강이 앞쪽에 뻗어 있다. 발의 외측에 체중을 실으면 그림과 같은 상태가 된다. 이 상태로 장시간 걸으면 전경골근이 과도하게 사용되어 정강이 쪽이 뭉치기 쉽다. 또한 P.57에서도 설명했듯이 골반이 전방 경사되거나 게 다리처럼 O다리가 되기도 쉽다. 그러니 발의 내측도 의식하며 걷는 것이 중요하다.

보 충   발목의 굽힘 = 발목의 등 쪽 구부림

발목의 굽힘(외번)

셋째비골근이 선천적으로 없는 사람도 있다

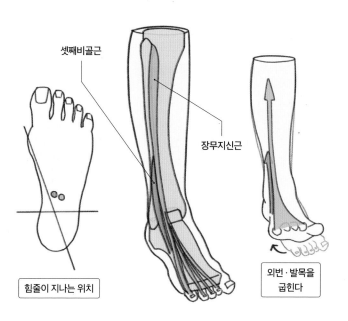

셋째비골근

장무지신근

힘줄이 지나는 위치

외번 · 발목을
굽힌다

해 설

발목 굽힘·외번 동작에 작용하는 근육은 정강이의 외측에서 발등으로 뻗어 있다. 발가락의 근육을 필요 이상으로 사용해 발목을 굽히는 습관이 있으면 종아리가 긴장하기 쉽다. 이를 개선하려면 발목을 돌리거나 종아리와 정강이를 스트레칭하면 된다. 앞 페이지를 포함해 발목을 굽히는 근육은 '전방 연결'에 속한다.

발목의 폄(내번)

비복근과 가자미근의 안쪽에 있다

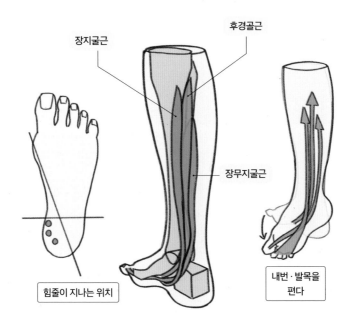

장지굴근

후경골근

장무지굴근

힘줄이 지나는 위치

내번 · 발목을
편다

해 설

발목의 폄·내번 동작에 작용하는 근육은 '심층 연결'의 일부다. 이 근육들
은 내측 복사뼈 아래를 지나 발바닥과 발가락까지 뻗어 있다. 엄지발가락
까지 뻗어 있는 근육은 발목 관절의 뒤를 지나기 때문에 딱딱해지면 발목
을 굽히기 어려워진다. 한가운데 있는 후경골근은 정강이의 외측으로 뻗
어 있는 장비골근과 발바닥에서 교차하여 발바닥의 아치를 지지한다.

보 충   발목의 폄 = 발목의 바닥 쪽 구부림

발목의 폄(외번)

2개 모두 외측 복사뼈 뒤를 지난다

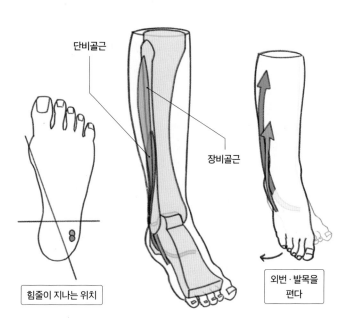

단비골근

장비골근

힘줄이 지나는 위치

외번·발목을 편다

해 설

발목의 폄·외번 동작에 작용하는 근육은 2개다. 하나는 정강이의 외측에서 발바닥을 지나 엄지발가락 뼈에 붙고 다른 하나는 정강이의 외측에서 새끼발가락 뼈로 뻗는다. 이 2개의 근육은 '외측 연결'의 일부로 발목이 지나치게 엎침 되지 않도록 제어하는 역할을 한다. 발끝 서기를 할 때 이 근육 무리가 작용하면 외측 하중을 견딜 수 있다.

내측 아치

장비골근도 외측에서 내측 아치를 지지한다

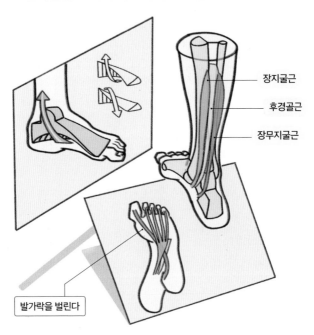

장지굴근

후경골근

장무지굴근

발가락을 벌린다

해 설

발바닥의 아치는 뼈의 배열과 인대, 막 등에 의해 지지되는데, 근육 또한 아치의 구조를 지지한다. 특히 그림 속 3가지 근육이 아치 아래를 지남으로써 내측 아치를 유지한다. 내측 아치가 무너지면 발목이 외번(바깥쪽으로 늘린 상태) 되기 쉬워 무지외반증이나 O다리, X다리를 일으키는 요인이 된다. 발바닥은 다리 전체의 균형에 있어 매우 중요한 부위다.

외측 아치

장·단비골근 모두 종아리뼈에 붙는다

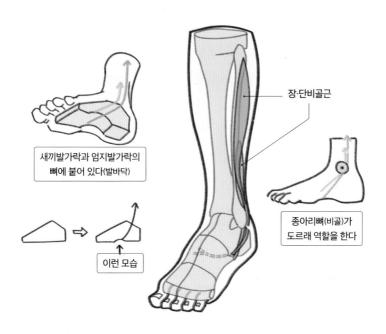

장·단비골근

새끼발가락과 엄지발가락의
뼈에 붙어 있다(발바닥)

이런 모습

종아리뼈(비골)가
도르래 역할을 한다

해 설

정강이의 외측에 있는 장비골근과 짧은비골근은 외측 아치를 지탱한다.
내측 아치와 마찬가지로 이 2개의 근육이 외측 아치를 위로 잡아당기는
듯한 형태다. 또한, '나선 연결'로 발바닥을 돌아 양측에서 발바닥의 아치
를 잡아당긴다. 만약 외측 아치가 짧아져 딱딱해지면 내측에 체중을 싣
게 되어 내측 아치가 무너지기 쉽다.

뼈의 움직임

종아리뼈와 정강이뼈 사이의 공간을 넓히는 것이 중요하다

발목의 이미지

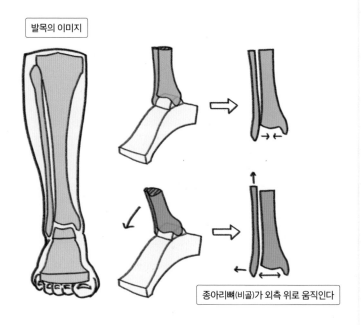

종아리뼈(비골)가 외측 위로 움직인다

해 설

발목을 구부리는 움직임은 종아리뼈와 정강이뼈라는 2개의 뼈가 살짝 벌어져 종아리뼈가 조금 올라감으로써 관절이 부드럽게 움직이며 이루어진다. 일반적으로 종아리에 있는 비복근이나 가자미근이 딱딱해지면 발목을 구부리기 어려워지는데, 이 2가지 뼈의 움직임을 제한할 가능성이 있는 정강이의 앞쪽이나 외측 근육도 발목을 구부리는 동작에 영향을 미친다.

무릎 아래 근육의 구획

무릎 아래는 4종류의 그룹으로 나뉜다

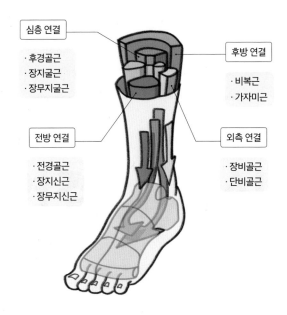

- 심층 연결
  - ·후경골근
  - ·장지굴근
  - ·장무지굴근
- 후방 연결
  - ·비복근
  - ·가자미근
- 전방 연결
  - ·전경골근
  - ·장지신근
  - ·장무지신근
- 외측 연결
  - ·장비골근
  - ·단비골근

해 설

무릎에서 발목에 걸친 근육은 4종류의 구획으로 나눌 수 있다. 앞쪽과 옆쪽에 있는 근육은 발목을 구부리고, 뒤쪽에 있는 2개의 근육은 발목을 편다. 구획을 나누는 막이 딱딱해지면 마주하는 근육의 움직임이 둔해져 발목의 움직임이 제한된다. 막이 딱딱해지면 스트레칭을 해도 효과가 떨어지므로, 구획을 분리하듯이 이완시키는 편이 더 좋다.

뒤꿈치의 중요성

뒤꿈치가 발의 아치에 큰 영향을 미친다

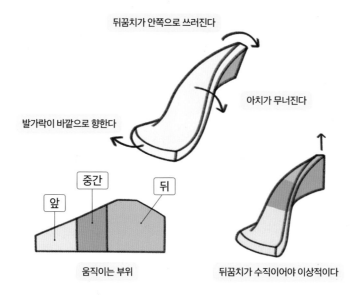

뒤꿈치가 안쪽으로 쓰러진다

아치가 무너진다

발가락이 바깥으로 향한다

앞　중간　뒤

움직이는 부위

뒤꿈치가 수직이어야 이상적이다

발의 아치를 교정하려면 뒤꿈치가 똑바로 서 있는 것이 중요하다. 발은 앞, 중간, 뒤의 세 부위가 연동된다. 뒤꿈치가 안쪽으로 쓰러지면 연동된 중간과 앞부분이 움직여 중간에 있는 아치가 무너지기 쉽다. 그리고 아치가 무너지면 발가락이 뒤틀리듯 바깥쪽을 향하기 때문에 무지외반증이 되기 쉽나. 따라서 발의 균형을 잡으려면 뒤꿈치를 유심히 봐야 한다.

제 **12** 장

어깨·팔의
연결

어깨뼈의 내측 연결

어깨뼈와 갈비뼈 사이가 뭉치면 어깨를 들기 어렵다

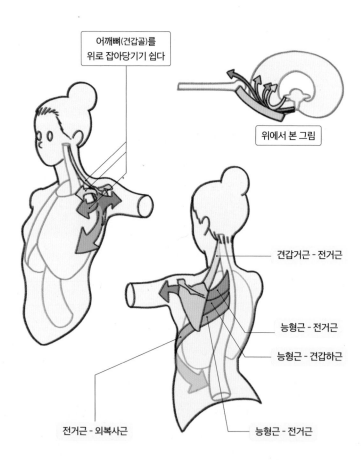

어깨뼈(견갑골)를
위로 잡아당기기 쉽다

위에서 본 그림

견갑거근 - 전거근

능형근 - 전거근

능형근 - 견갑하근

능형근 - 전거근

전거근 - 외복사근

해 설

어깨뼈는 몸통과 팔을 연결하는 위치에 있다. 따라서 어깨뼈의 움직임이 제한되면 자세 조절이 어렵고 어깨와 팔이 부드럽게 움직이지 않는다. 어깨뼈와 갈비뼈 사이에는 몇 개의 연결이 있는데, 이 연결은 등뼈에서 시작해 팔의 심층과 몸통의 앞면으로 뻗어 있다. 특히 전거근은 체간과 팔의 운동에 매우 중요한 근육이다.

일 상 속 힌 트

책상 업무 등으로 어깨가 안으로 말린 사람에게 추천하는 스트레칭이 있다. 우선 서 있는 자세에서 손을 뒤로 깍지 끼고 어깨뼈를 등뼈 쪽으로 모아 팔을 올리면서 가슴을 쭉 편다. 왼쪽 그림의 능형근이나 전거근의 움직임을 느껴보자. 이때 어깨는 올라가지 않도록 주의한다.

좀 더 자 세 히

어깨가 잘 뭉치는 사람은 필요 이상으로 어깨를 올리고 있는 경우가 많다. 원래 어깨뼈, 빗장뼈, 팔은 갈비뼈에 매달려 있을 뿐이다. 자세가 좋지 않으면 체간에서 머리를 지탱하는 힘이 약해지기 때문에 어깨 주위 근육을 사용해 머리를 지탱하게 된다. 머리는 어깨에서 지탱하는 것이 아니라 체간에서 지탱해야 한다는 점을 기억하자.

말린 어깨

가슴의 표층과 심층에서 부착하는 뼈가 다르다

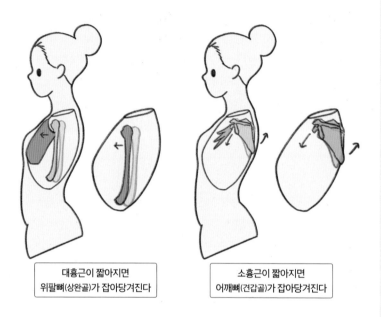

대흉근이 짧아지면
위팔뼈(상완골)가 잡아당겨진다

소흉근이 짧아지면
어깨뼈(견갑골)가 잡아당겨진다

해설

말린 어깨를 교정하려면 어떤 근육이 짧아져 있는지를 판단하는 것이 중요하다. 대흉근은 위팔뼈를 앞으로 잡아당긴다. 대흉근 속에 있는 소흉근은 어깨뼈 일부에 붙어 있기에 어깨뼈를 앞쪽으로 기울이듯이 잡아당긴다. 대흉근과 소흉근 모두 어깨를 안으로 밀듯이 잡아당겨지지만, 두 근육의 차이를 이해하면 스트레칭이나 마사지 등을 통해 풀어야 할 근육이 무엇인지 알게 된다.

어깨 속근육

어깨가 아픈 이유는 회전근개가 뭉쳐서인 경우가 많다

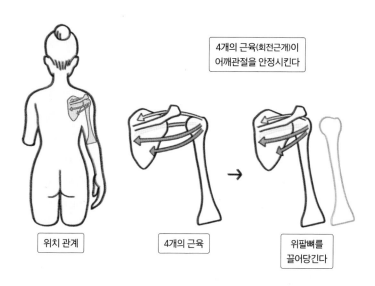

4개의 근육(회전근개)이
어깨관절을 안정시킨다

위치 관계

4개의 근육

위팔뼈를
끌어당긴다

해 설

어깨의 심층에서는 어깨뼈에서 위팔뼈로 4개의 근육이 뻗어 있다. 이 근육들은 어깨뼈를 전체적으로 감싸고 있어 어깨관절의 안정성에 중요한 역할을 하며, 어깨의 섬세한 동작도 조절한다. 이 4개의 근육이 굳으면 '팔의 심층 연결'과 관련하여 목이나 어깨뼈 내측이 긴장된다. 사십견이나 오십견인 사람은 이 근육이 뭉치기 쉽다.

어깨 속근육의 움직임

어깨 안정화에 중요한 근육이다

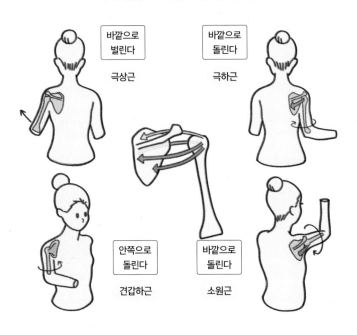

해 설

어깨에는 4개의 속근육이 있다. 팔의 벌림을 도와주는 극상근, 팔을 안쪽으로 돌리는 견갑하근, 팔을 바깥으로 돌리는 극하근과 소원근이 그것이다. 이러한 4개의 근육은 '팔의 심층 연결'로 어깨뼈와 어깨관절을 감싸면서 새끼손가락까지 연결한다. 이끼의 섬세한 동작은 새끼손가릭의 움직임을 의식해서 살펴보도록 하자.

어깨의 연결

이 연결은 표층의 막이다

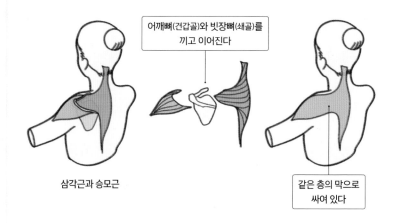

어깨뼈(견갑골)와 빗장뼈(쇄골)를
끼고 이어진다

삼각근과 승모근

같은 층의 막으로
싸여 있다

해 설

어깨의 표층에서는 어깨뼈를 끼고 2개의 근육이 연결된다. 이 2개의 근육은 '팔의 후방 연결'로 작용하는 삼각근과 승모근이다. 삼각근과 승모근은 표층에서 같은 막으로 싸여 있다. 무거운 물건을 장시간 들면, 삼각근에서 어깨, 목으로 긴장감이 퍼지므로 삼각근을 포함한 전체를 이완시키는 것이 중요하다.

손목을 구부리는 근육

골프 엘보는 내측 팔꿈치에 통증을 유발한다

내측 팔꿈치를 향해 뻗어 있는 근육이 많다

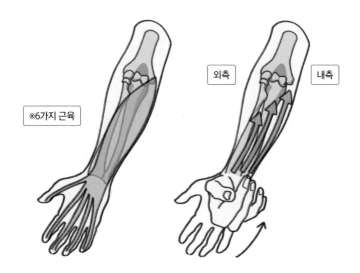

외측

내측

※6가지 근육

해설

손목의 굽힘, 손가락의 쥐는 동작에 작용하는 근육 대부분은 팔꿈치의 내측으로 뻗어 있다. 골프 등을 했을 때 팔꿈치 안쪽이 아픈 이유는 이러한 근육을 사용하는 동작(그립을 쥐고 손목을 젖히는)을 반복해서 부착 부위에 염증이 생기기 때문이다. 손바닥은 내측 팔꿈치를 지나 대흉근과 체간으로 이어진다. 스포츠를 즐길 때 팔꿈치와 손목을 보호하려면 '팔의 연결'이 체간과 일체화되는 감각이 중요하다.

손목을 젖히는 근육

테니스 엘보는 외측 팔꿈치에 통증을 유발한다

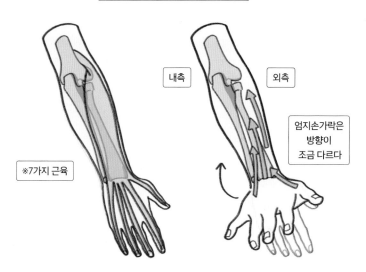

팔꿈치의 외측으로 향하는 근육이 많다

내측

외측

엄지손가락은
방향이
조금 다르다

※7가지 근육

해 설

손목 젖힘, 손가락의 벌리는 동작에 작용하는 근육 대부분은 팔꿈치의
외측으로 뻗어 있다. 테니스의 백핸드 등의 동작을 수행할 때 이 근육들
이 과도하게 사용되면 팔꿈치 외측에 통증이 생기기 쉽다. 앞 페이지와
마찬가지로 팔이 체간과 연결되는 감각을 이해하면 팔에 부담을 줄일 수
있다.

위팔과 아래팔의 구획

위팔과 아래팔에서 근육의 비율이 바뀐다

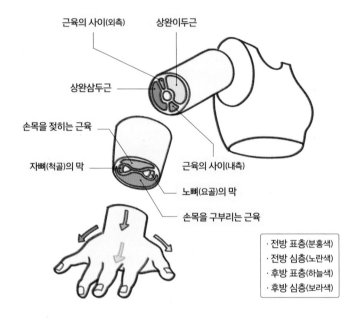

근육의 사이(외측)
상완이두근
상완삼두근
손목을 젖히는 근육
자뼈(척골)의 막
근육의 사이(내측)
노뼈(요골)의 막
손목을 구부리는 근육

· 전방 표층(분홍색)
· 전방 심층(노란색)
· 후방 표층(하늘색)
· 후방 심층(보라색)

'팔의 연결'은 위팔과 아래팔에서 근육의 비율이 바뀐다. 위팔에서는 '팔의 심층 연결'이 근육을 지나고, '팔의 표층 연결'이 근육을 나누는 막을 지난다. 아래팔에서는 '팔의 표층 연결'이 근육을 지나고, '팔의 심층 연결'이 뼈의 막을 지난다. 연결이 근육을 지나는지, 혹은 막을 지나는지를 통해 기억하자.

제 13 장

체간의
연결

내장의 연결

체간의 움직임을 좋게 하려면 배의 유연성도 필요하다

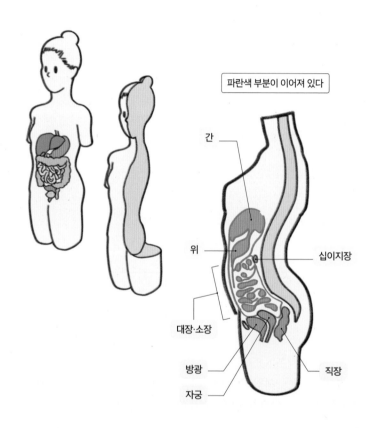

파란색 부분이 이어져 있다

간

위

십이지장

대장·소장

방광

자궁

직장

해 설

자세 교정이나 운동 분야에서 간과되기 쉬운 것이 배 안, 특히 내장 연결
의 중요성이다. 내장은 막을 끼고 주위 근육과 척추의 움직임에 영향을
미친다. 체간을 굽히거나 비틀 때, 배 안의 장기는 그 움직임을 따라 이동
한다. 하지만 배 안이 긴장하면 체간의 움직임이 둔해진다.

일 상 속 힌 트

단식은 다이어트나 수행과 같은 다양한 목적에서 시행되는데, 간헐적 단
식은 신체의 움직임을 좋게 하는 데도 효과적이다. 내장을 쉬게 하면 배
속의 긴장이 풀려 체간의 움직임이 좋아진다.

좀 더 자 세 히

내장은 자율신경이나 감정과 관계가 깊어서 매우 심오한 영역이다. 필자
는 내장이나 신경계의 전문가는 아니기 때문에 정확한 정보가 필요하다
면 각자 좀 더 조사해 볼 것을 권한다.

내장, 호흡, 고관절

신경은 호흡근과 고관절 주위가 긴장하면 기능이 떨어진다

내장의 움직임에 중요한 신경은 횡격막과 장요근의 연결 근처에 있다

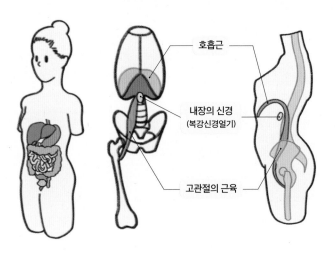

호흡근

내장의 신경
(복강신경얼기)

고관절의 근육

해 설

횡격막(호흡근)과 고관절의 근육이 합류하는 부위에 내장 기능과 관련된 중요한 신경이 지난다. 신경은 주변 조직이 긴장하면 기능이 떨어질 수 있다. 따라서 호흡이 얕은 사람이나 고관절 근육이 긴장된 사람은 내장 기능도 저하되기 쉽다. 구부정하게 앉은 자세에선 호흡근과 장유근이 뭉치기 쉬우므로 배 안의 공간을 유지하는 자세를 취하도록 하자.

내장과 허벅지

공간의 상태와 허벅지의 외측은 서로 관계가 있다

이 공간이 움직이지 않으면 허벅지 외측이 긴장되기 쉽다
반대로 허벅지 외측이 긴장되면 배 부위도 긴장하기 쉽다

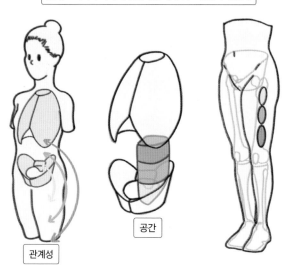

공간

관계성

해 설

근육이나 뼈의 균형이 무너지면 일반적으로 몸에 긴장감을 느낄 수 있는
데, 내장 상태에 영향을 미치는 일도 있다. 그림에서 표시한 공간 주변에
는 대장이 있으며, 대장과 허벅지의 외측은 서로 상관관계가 있다고 여
겨진다. 경험상 그림에서 표시한 공간을 이완시키면 허벅지 측면의 긴장
을 없앨 수 있다.

갈비뼈의 움직임

등뼈의 움직임이 나쁘면 갈비뼈의 움직임도 나빠진다

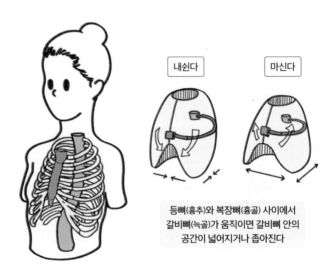

내쉰다

마신다

등뼈(흉추)와 복장뼈(흉골) 사이에서
갈비뼈(늑골)가 움직이면 갈비뼈 안의
공간이 넓어지거나 좁아진다

갈비뼈는 복장뼈(분홍색)와 등뼈(하늘색) 사이에 있다. 호흡할 때 갈비뼈
양 끝에 관절이 있어서 갈비뼈가 움직이면 갈비뼈 안이 넓어지거나 좁아
진다. 등뼈와 갈비뼈 사이에는 2개의 관절이 있어 숨을 내쉬면 갈비뼈가
움직이면서 등뼈 주위가 계속 움직인다. 호흡에 따라 등뼈의 움직임이
좋아지거나, 등뼈를 움직이면 호흡하기 쉬워지는 등의 관계성을 기억해
두자.

머리와 목 움직임의 차이

머리와 목을 구분하여 움직임을 생각하자

전사각근

· 흉쇄유돌근
· 목뿔뼈(설골)의 근육

후두하근육

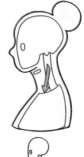
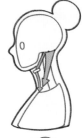
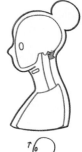

| 목이 전방으로 이동한다 | 양쪽 | 턱이 올라간다 |

해 설

머리가 앞으로 나와 있으면 목이 전방으로 당겨지고 턱이 올라간다. 이런 경우에는 일반적으로 목의 앞쪽 스트레칭을 권하는데, 턱이 올라가는 움직임을 고려하면 목 뒤 근육(후두하근육 등)도 짧아져 있으므로 공 등을 대서 이완시키는 것이 좋다. 또한, 흉쇄유돌근은 목을 앞으로 당기고 턱을 들어 올리는 작용을 하므로 중요한 근육이다.

보 충 목뿔뼈의 근육 = 경동설골근·흉설골근

배와 고관절의 움직임

고관절의 근육과 횡격막은 연결되어 있다

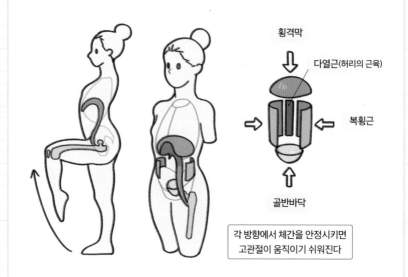

횡격막

다열근(허리의 근육)

복횡근

골반바닥

각 방향에서 체간을 안정시키면
고관절이 움직이기 쉬워진다

해 설

횡격막과 고관절의 근육(대요근)은 배 안에서 연결되어 있다. 대요근은
고관절을 구부리거나 허리 곡선을 유지하기 위해 작용한다. 이 근육이
일하게 하려면 횡격막을 포함해 속근육이라고 불리는 4종류의 근육이
작용해야 한다. 4종류의 근육이 배를 수축시키고 복압을 높여 체간을 안
정시키면 대요근이 움직이기 쉬워진다.

보 충 허리 곡선에 대한 대요근의 움직임은 자세에 따라 달라진다

엉치뼈와 등뼈의 커브

엉치뼈는 등뼈와 골반에 영향을 미치는 중요한 뼈다

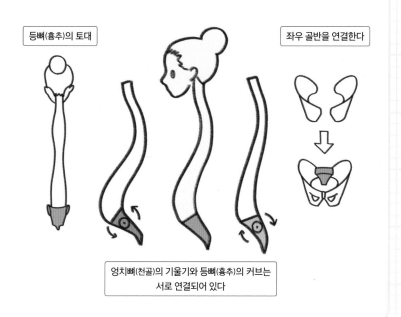

등뼈(흉추)의 토대

좌우 골반을 연결한다

엉치뼈(천골)의 기울기와 등뼈(흉추)의 커브는
서로 연결되어 있다

해 설

엉치뼈는 좌우 골반을 연결하는 동시에 등뼈의 토대가 된다. 엉치뼈는
골반의 기울기와 연결되어 있어서 골반이 기울면 엉치뼈도 같은 방향으
로 기운다. 또한, 엉치뼈는 등뼈의 커브에도 영향을 미친다. 엉치뼈가 앞
으로 기울면 등뼈의 굴곡이 심해지고 뒤로 기울면 굴곡이 감소한다. 즉
골반의 전방 경사는 등뼈의 굴곡을 강하게 하고 후방 경사는 굴곡을 감
소시킨다.

자세 연결의 패턴

자세 연결의 패턴은 사람마다 다르다

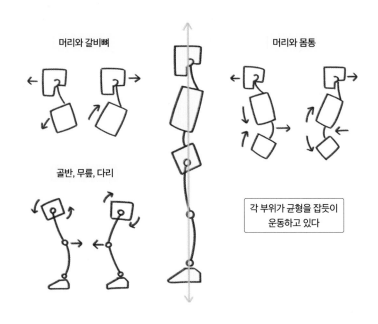

머리와 갈비뼈

머리와 몸통

골반, 무릎, 다리

각 부위가 균형을 잡듯이 운동하고 있다

자세 교정에 있어서 잊지 말아야 할 점은 '전신의 움직임은 연결되어 있다'라는 것이다. 이러한 연결은 사람마다 달라서 패턴이 다양하다. 예를 들어 너무 오래 앉아 있어서 상반신부터 균형이 무너졌을 수도 있고, 다리의 균형이 무너져 상반신에 영향을 미쳤을 수도 있다. 따라서 어느 한 부위만 살펴보기보다 전신을 종합적으로 판단하는 것이 중요하다. 서 있는 자세를 예로 들면 몸의 각 부위를 쌓아 올리듯이 힘을 빼고 축을 느끼는 상태가 이상적이다.

제 14 장

연결의 개선

힌트

자세와 동작의 개선

① 근막을 공간으로 인식한다

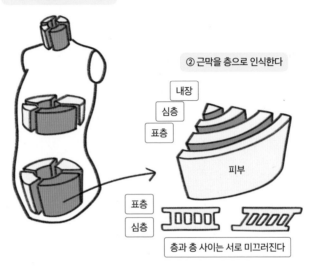

② 근막을 층으로 인식한다

내장
심층
표층
피부

표층
심층

층과 층 사이는 서로 미끄러진다

③ 종합적으로 인식한다

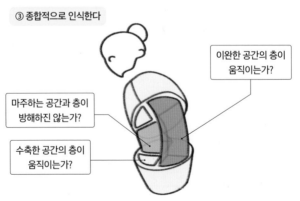

이완한 공간의 층이
움직이는가?

마주하는 공간과 층이
방해하진 않는가?

수축한 공간의 층이
움직이는가?

자세와 동작 교정의 지침 중 하나로 신체를 공간마다 구분할 것을 권한다. 신체의 각 공간은 몸을 움직일 때 이완하는 부분과 수축하는 부분, 그리고 마주하는 부분으로 나눌 수 있다. 근막은 몸 안에 펼쳐져 있으며, 신체 공간에는 근막과 함께 근육이나 인대, 신경, 혈관, 내장 등의 다양한 구조물이 존재한다.

그리고 그 공간 안에는 근막의 층이 있다. 층과 층 사이는 연결되어 있어 몸을 움직이면 층끼리 서로 미끄러진다. 층과 층 사이가 좁아지거나 서로 부드럽게 미끄러지지 않으면 근육의 작용이 나빠진다. 물론 신경이나 혈관 등에도 영향을 미친다.

위 내용을 염두에 두고 왼쪽 페이지의 맨 아래에 있는 그림을 살펴보자. 몸을 움직일 때 수축·이완하는 공간의 각 층이 움직이고, 마주하는 공간을 방해하지 않으면 부드럽게 움직일 수 있다.

혼자서 스트레칭 등을 한 뒤에 별 효과를 얻지 못했다면 잘 펴지지 않는 부분만 집중적으로 늘이거나 표층만 이완시키고 있을 가능성이 크다. 신체의 균형에는 수축하는 공간, 심층, 마주하는 공간 등이 모두 중요하므로 전신을 자극해야 한다.

전방 연결의 영향

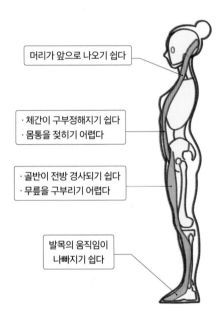

머리가 앞으로 나오기 쉽다

· 체간이 구부정해지기 쉽다
· 몸통을 젖히기 어렵다

· 골반이 전방 경사되기 쉽다
· 무릎을 구부리기 어렵다

발목의 움직임이
나빠지기 쉽다

해 설

머리가 앞으로 나오고 구부정한 자세로 장시간 있으면 상반신의 '전방 연결'이 짧아진 채로 고정되어 바른 자세로 되돌리기 어려워진다. 앞쪽 허벅지가 굳으면 골반을 앞으로 기울여 무릎을 굽히는 동작을 제한한다. 무릎 아래가 전체적으로 굳으면 발목을 펴는 동작뿐만 아니라 발목을 굽히는 동작도 나빠진다. 뒤로 젖히는 스트레칭을 부위별로 나눠서 해주자.

후방 연결의 영향

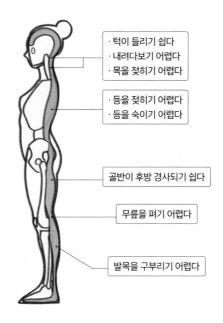

· 턱이 들리기 쉽다
· 내려다보기 어렵다
· 목을 젖히기 어렵다

· 등을 젖히기 어렵다
· 등을 숙이기 어렵다

골반이 후방 경사되기 쉽다

무릎을 펴기 어렵다

발목을 구부리기 어렵다

해 설

'후방 연결'은 등을 구부린 자세로 있으면 등이 늘어난 상태로 고정되기 쉽다. 반대로 가슴을 쫙 편 자세를 유지해야 하는 사교댄스 등에서는 등이나 목 뒤쪽이 짧아지기 쉽다. 근막은 짧게 수축된 상태와 길게 이완된 상태 양쪽 모두 근육의 기능을 악화시킨다. 텐트의 로프처럼 앞과 뒤의 연결이 서로 균등하게 잡아당기고 있는 것이 중요하다.

외측 연결의 영향

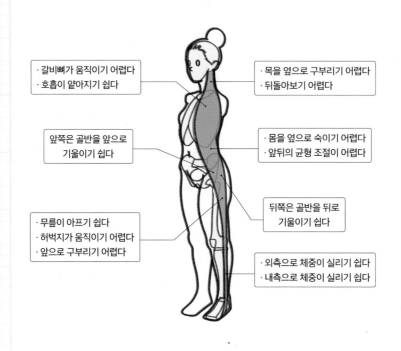

·갈비뼈가 움직이기 어렵다
·호흡이 얕아지기 쉽다

·목을 옆으로 구부리기 어렵다
·뒤돌아보기 어렵다

앞쪽은 골반을 앞으로
기울이기 쉽다

·몸을 옆으로 숙이기 어렵다
·앞뒤의 균형 조절이 어렵다

뒤쪽은 골반을 뒤로
기울이기 쉽다

·무릎이 아프기 쉽다
·허벅지가 움직이기 어렵다
·앞으로 구부리기 어렵다

·외측으로 체중이 실리기 쉽다
·내측으로 체중이 실리기 쉽다

해 설

'외측 연결'은 측면에서 신체의 앞뒤를 이어주는 지퍼 같은 모습을 떠올리면 이해하기 쉽다. 이 지퍼를 내리면 신체의 앞뒤로 여유가 생겨 균형 잡기가 쉬워진다. 특히 갈비뼈에서 고관절에 걸친 연결이 이완되어 호흡의 깊이나 체간의 조절에 좋은 영향을 미친다. 그리고 고관절의 옆쪽 3개의 근육은 골반의 기울기 개선에 중요한 역할을 한다.

나선 연결의 영향

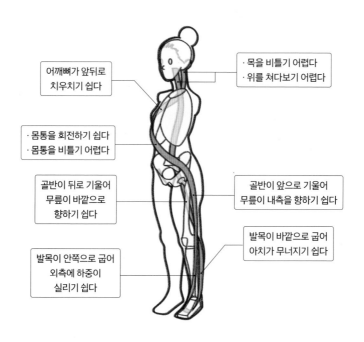

어깨뼈가 앞뒤로
치우치기 쉽다

· 목을 비틀기 어렵다
· 위를 쳐다보기 어렵다

· 몸통을 회전하기 쉽다
· 몸통을 비틀기 어렵다

골반이 뒤로 기울어
무릎이 바깥으로
향하기 쉽다

골반이 앞으로 기울어
무릎이 내측을 향하기 쉽다

발목이 바깥으로 굽어
아치가 무너지기 쉽다

발목이 안쪽으로 굽어
외측에 하중이
실리기 쉽다

해 설

'나선 연결'은 신체를 감싸 전신을 안정시키고 비트는 동작에 관여한다.
신체의 각 부위가 비틀린 듯한 자세의 경우는, 심층부의 비틀림을 나선
연결이 바로잡는 형태로 굳어진 경우가 많다. 표층부터 심층까지 양파
껍질을 까듯 하나하나 접근하는 것이 바람직하다. 비트는 동작을 통해
스트레칭을 해보자.

심층 연결의 영향

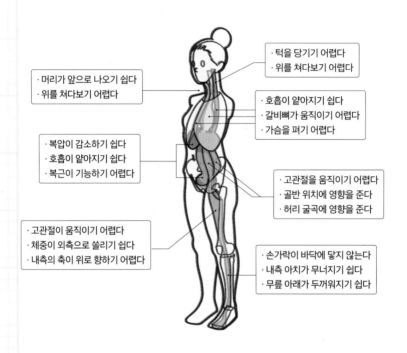

· 머리가 앞으로 나오기 쉽다
· 위를 쳐다보기 어렵다

· 턱을 당기기 어렵다
· 위를 쳐다보기 어렵다

· 호흡이 얕아지기 쉽다
· 갈비뼈가 움직이기 어렵다
· 가슴을 펴기 어렵다

· 복압이 감소하기 쉽다
· 호흡이 얕아지기 쉽다
· 복근이 기능하기 어렵다

· 고관절을 움직이기 어렵다
· 골반 위치에 영향을 준다
· 허리 굴곡에 영향을 준다

· 고관절이 움직이기 어렵다
· 체중이 외측으로 쏠리기 쉽다
· 내측의 축이 위로 향하기 어렵다

· 손가락이 바닥에 닿지 않는다
· 내측 아치가 무너지기 쉽다
· 무릎 아래가 두꺼워지기 쉽다

해 설

'심층 연결'이 긴장하면 자세나 호흡에 영향을 미친다. 신체의 중심을 지나는 이 연결은 발의 내측에서 골반, 체간, 머리를 지나는 축과 같은 역할을 한다. 발의 내측 아치가 무너지거나 무릎에서 횡격막에 걸친 근육이 딱딱해지면, 이 축은 위쪽으로 이어지기 어렵다. 마찬가지로 갈비뼈나 배의 긴장은 이 축을 끊어버리기 때문에 머리를 지탱하기 어렵게 만든다.

연 결 의 개 선 힌 트 - 0 7

팔의 연결의 영향

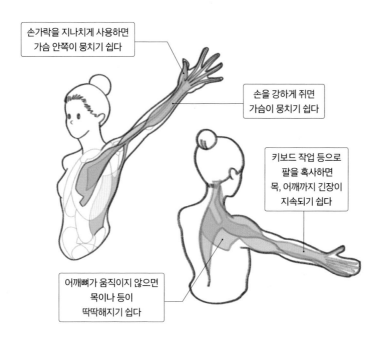

손가락을 지나치게 사용하면 가슴 안쪽이 뭉치기 쉽다

손을 강하게 쥐면 가슴이 뭉치기 쉽다

키보드 작업 등으로 팔을 혹사하면 목, 어깨까지 긴장이 지속되기 쉽다

어깨뼈가 움직이지 않으면 목이나 등이 딱딱해지기 쉽다

해 설

'팔의 연결'은 손끝에서 체간까지 연결되어 있어서 아래팔이나 위팔이 연쇄적으로 굳어 어깨와 목의 움직임을 제한할 가능성이 있다. 흡사 잘못 빨아서 작아진 스웨터를 입고 있는 듯한 모습이다. 어깨를 움직이기 어렵고 목이 뭉치기 쉬워진다. 팔은 필요 이상으로 힘이 들어가기 쉬운 부위이므로 의식해서 손바닥을 이완시키자.

제
14
장

연
결
의

개
선

힌
트

운동과 건강에 관심 있는 모든 분에게

이 책을 출간하게 된 계기는 내가 SNS에 올린 그림이 편집자의 눈에 띄어서다.

애초에 내가 그림을 그리게 된 이유는 환자에게 즐겁게 설명하기 위해서였다.

나는 말주변이 서툴러서 설명하는 데 늘 애를 먹는다. '팔에 접근하는 이유는 목 근육 때문이다'라고 설명하면 고객은 좀처럼 이해하지 못하고, 너무 사실적인 그림으로 설명하면 복잡해서 내용이 충분히 전달되지 않았다.

그래서 머릿속 이미지를 알기 쉽게 전달하기 위해 그림을 그리기 시작했다.

일반인이라면 이 책을 통해 근육의 연결을 이해하기 쉬울 것이고, 전문가라면 이 책을 보여주며 설명하면 고객의 이해도를 높일 것이다.

나처럼 말로 설명하는 데 애를 먹는 전문가가 많으리라 생각한다.

이 책이 전문가와 일반인을 이어주는 다리와 같은 존재가 되기를 바란다.

Thomas W. Myers, 《**Anatomy Trains: Myofascial Meridians for Manual Therapists and Movement Professionals 3rd edition**》, Churchill Livingstone(2014)

Thomas W. Myers, 《**Anatomy Trains: Myofascial Meridians for Manual Therapists and Movement Professionals 4th edition**》, Elsevier(2020)

James Earls, Thomas W. Myers, 《**Fascial Release for Structural Balance**》, North Atlantic Books(2010)

James Earls, Thomas W. Myers, 《**Fascial Release for Structural Balance, Revised Edition**》, North Atlantic Books(2017)

Carla Stecco, 《**Functional Atlas of the Human Fascial System**》, Churchill Livingstone(2015)

Til Luchau, 《**Advanced Myofascial Techniques, Vol. 1: Shoulder, Pelvis, Leg and Foot**》, Handspring Publishing(2015)

Til Luchau, 《**Advanced Myofascial Techniques: Volume 2: Neck, Head, Spine and Ribs**》, Handspring Publishing(2016)

Luigi Stecco, 《**Fascial Manipulation Practical Part**》, Piccin(2009)

Luigi Stecco, 《**Fascial Manipulation Practical Part First Level 2nd edition**》, Piccin Nuova Libraria S.p.A(2018)

Luigi Stecco, 《**Fascial Manipulation Practical Part Second Level 2nd edition**》, Piccin Nuova Libraria S.p.A.(2019)

Luigi Stecco, 《**Fascial Manipulation for Musculoskeletal Pain**》,? Piccin Nuova Libraria S.p.A.(2004)

Eric U. Hebgen, 《**Visceral Manipulation in Osteopathy**》, Thieme(2010)

Jutta Hochschild, 《**Strukturen und Funktionen begreifen, Funktionelle Anatomie 1**》, Thieme Georg Verlag(2019)

Jutta Hochschild, 《**Strukturen und Funktionen begreifen 02. Funktionelle Anatomie 2**》Thieme Georg Verlag; 3. Auflage.(2012)

Blandine Calais-Germain, 《**Anatomy of Movement 2nd edition**》, Eastland Press(2007)

노리하키 이치하시, 《신체운동학 관절의 제어기구와 근기능(身体運動学 関節の制御機構と筋機能)》, 메디컬뷰(2017)

하야시 노리오, 《운동요법을 위한 기능해부학적 촉진 기술-상지, 제2판(運動療法のための 機能解剖学的触診技術 上肢−改訂第2)》, 메디컬뷰 (2011)

하야시 노리오, 《운동요법을 위한 기능해부학적 촉진 기술-하지・체간, 제2판(運動療法のための 機能解剖学的触診技術 下肢・体幹−改訂第2)》, 메디컬뷰(2012)

하야시 노리오, 《하야시 노리오의 운동기 질환의 기능해부학에 기초한 평가와 해석(林典雄の運動器疾患の機能解剖学に基づく評価と解釈 下肢 編)》, 운동과 의학(2018)

구도 신타로, 《운동기능장애의 원인을 알 수 있는 평가전략(運動機能障害の「なぜ?」がわかる評価戦略)》, 의학서원(2017)

Gray Cook, 《**Movement**》, On Target Publications(2012)

Eric Franklin, 《**Dynamic Alignment Through Imagery**》, Human Kinetics(2012)

Michael Schuenke, Erik Schulte, Udo Schumacher, 《**Prometheus texto y Atlas de Anatomía / Text and Atlas of Anatomy 3rd edition**》, Editorial Medica Panamericana Sa de(2014)

Michael Schuenke, Erik Schulte, Udo Schumacher, Nathan Johnson, 《**Thieme Atlas of Anatomy 3rd edition**》, Thieme Medical Pub(2021)

Jacqui Greene Haas, 《**Dance Anatomy**》, Human Kinetics(2017)

Leslie Kaminoff, Amy Matthews, 《**Yoga Anatomy 2rd edition**》, Human Kinetics(2011)

Rael Isacowitz, Karen Clippinger, 《**Pilates Anatomy**》, Human Kinetics(2019)

다케이 히토시, 《바르고 이상적인 자세를 되찾는 자세 교과서(正しく理想的な姿勢を取り戻す 姿勢の教科書)》, 나쓰메샤(2015)

Mary Bond, 《**The New Rules of Posture**》, Healing Arts Press(2010)

아라카와 히로시, 《전문가가 알려주는 근육의 구조・작용 퍼펙트 사전(プロが教える 筋肉のしくみ・はたらきパーフェクト事典)》, 나쓰메샤(2012)

쓰치야 마사토, 《스포츠・건강 만들기 지도에 도움이 되는 자세와 움직임의 이유를 알 수 있는 책(スポーツ・健康づくりの指導に役立つ姿勢と動きの「なぜ」がわかる本)》, 슈와시스템(2012)

후지모토 야스시, 《신체의 홈 포지션(身体のホームポジション)》, BAB재팬(2010)

Amy Likar, Barbara Conable, 《**Move Well Avoid Injury: What Everyone Needs to Know About the Body; DVD book**》, GIA Publications(2010)

옮긴이 장하나

물리치료사 면허증, 성인·소아 보바스 신경계 운동치료 자격증, 국제 수중 운동치료 자격증을 취득하고 현재 병원에서 근골격계 운동치료사 및 물리치료사로 근무하고 있다. 엔터스코리아에서 일본어 전문 번역가로도 활동하고 있으며, 옮긴 책으로는 《만화로 쉽게 이해하는 해부생리학》《강한 근육 일러스트 테크닉》《척추관 협착증》《바른자세 홈필라테스 92》《불로장수 절대원칙 82》《말초혈관을 단련하면 혈압이 쏙 내려간다》《태양빛을 먹고 사는 지구에서 살아남으려고 눈을 진화시켰습니다》 등이 있다.

세상에서 가장 알기 쉬운
근육연결도감

초판 1쇄 2024년 3월 30일
5쇄 2024년 12월 5일

지은이 키마타 료
옮긴이 장하나

발행인 박장희
대표이사 · 제작총괄 정철근
본부장 이정아
편집장 조한별
책임편집 이상민

기획위원 박정호

마케팅 김주희 한륜아 이현지

디자인 이승욱

발행처 중앙일보에스(주)
주소 (03909) 서울 마포구 상암산로 48-6
등록 2008년 1월 25일 제2014-000178호
문의 jbooks@joongang.co.kr
홈페이지 jbooks.joins.com
네이버 포스트 post.naver.com/joongangbooks
인스타그램 @j__books

ISBN 978-89-278-8032-5 (13510)